CARIFAS
足踝外科手术技术
热点精析

CARIFAS Style Foot and Ankle Surgery

主　编　高尾昌人

主　审　杨茂伟

主　译　鲁　明

副主译　常　非　白龙滨

U0300844

人民卫生出版社
·北京·

版权所有，侵权必究！

CARIFAS Style Foot and Ankle Surgery
Written by Masato Takao
ISBN 978-4-524-22801-0
© Nankodo Co., Ltd., 2020
Published by Nankodo Co., Ltd., Tokyo, 2020
Simplified Chinese translation rights arranged with Nankodo Co., Ltd.

图书在版编目（CIP）数据

CARIFAS 足踝外科手术技术：热点精析 /（日）高尾昌人主编；鲁明主译 . —北京：人民卫生出版社，2022.12

ISBN 978-7-117-34153-0

Ⅰ. ①C… Ⅱ. ①高… ②鲁… Ⅲ. ①足–外科手术②踝关节–外科手术 Ⅳ. ①R658.3

中国版本图书馆 CIP 数据核字（2022）第 240314 号

人卫智网	www.ipmph.com	医学教育、学术、考试、健康，购书智慧智能综合服务平台
人卫官网	www.pmph.com	人卫官方资讯发布平台

图字：01-2021-0235 号

CARIFAS 足踝外科手术技术：热点精析

CARIFAS Zuhuai Waike Shoushu Jishu：Redian Jingxi

主　　译：鲁　明
出版发行：人民卫生出版社（中继线 010-59780011）
地　　址：北京市朝阳区潘家园南里 19 号
邮　　编：100021
E - mail：pmph @ pmph.com
购书热线：010-59787592　010-59787584　010-65264830
印　　刷：廊坊一二〇六印刷厂
经　　销：新华书店
开　　本：787 × 1092　1/16　　印张：9
字　　数：225 千字
版　　次：2022 年 12 月第 1 版
印　　次：2023 年 2 月第 1 次印刷
标准书号：ISBN 978-7-117-34153-0
定　　价：180.00 元
打击盗版举报电话：010-59787491　E-mail：WQ @ pmph.com
质量问题联系电话：010-59787234　E-mail：zhiliang @ pmph.com
数字融合服务电话：4001118166　E-mail：zengzhi @ pmph.com

译 者 名 录

译　者（按姓氏汉语拼音排序）

白龙滨　山东省立医院

常　非　吉林大学第二医院

崔　军　沈阳医学院附属中心医院

董全宇　青岛大学附属医院

韩亚新　中国医科大学附属第一医院

黄炳哲　吉林大学第二医院

赖良鹏　北京积水潭医院

梁海东　大连医科大学附属第二医院

鲁　明　大连理工大学附属中心医院

鹿　亮　中国科学技术大学附属第一医院

潘海乐　哈尔滨医科大学附属第二医院

宋秀锋　大连市第二人民医院

苏广志　哈尔滨市第一医院

孙焕伟　大连理工大学附属中心医院

唐　园　武汉中西医结合骨科医院

王志坚　大连市第三人民医院

杨茂伟　中国医科大学附属第一医院

中 文 版 序

近日拜读了鲁明教授的这部译著,爱不释手,感慨良多。随着人口老龄化和健身运动的普及,足踝外科在我国乃至全世界都是发展非常迅猛的学科。足踝外科的微创化已经是热点和发展趋势,微创技术有较高的技术要求和较陡峭的学习曲线,但目前很少有专著介绍这些技术的操作细节。

这部书的原著作者,日本东京帝都大学的高尾昌人(Masato Takao)教授是世界足踝外科学界的翘楚,在足踝关节镜方面有很多令人敬仰的技术发明。这部著作凝聚了高尾教授多年的经验与心血,通过大量的术中照片和示意图解,翔实介绍了他的手术理念和技术细节,内容均为近年开展的最前沿微创技术。书中还包含了容易疏漏的手术陷阱,有一定足踝关节镜基础的同道们都会深有感触、豁然开朗,也会让初学者提前汲取经验,避免重蹈前人覆辙。

我们曾多次聆听高尾教授的讲座,也观摩过高尾教授的手术演示,由衷地敬佩他的敬业和对细节的精致把握。目前全世界有很多医生的手术都参考了高尾教授的原创发明。

鲁明教授是我国著名的足踝外科专家,曾作为日本 CARIFAS 足踝中心的访问学者,师从高尾教授,并参与了这本原著的撰写,相信他的翻译能精准地还原这本著作的精髓。

感谢鲁明教授的辛勤工作,让我们更全面地了解高尾教授的技术理念。相信此部译著能让众多渴望掌握微创技术的足踝外科医生们获益匪浅。

马 昕

2022 年 11 月

译 者 前 言

当今,随着国民经济的快速发展,足踝外科疾病的发病率明显升高。针对足踝部位的内固定材料和手术器械被迅速开发出来,并且随着关节镜技术的应用,足踝外科疾病的诊治水平得到了显著提高。微创治疗的新理念也不断发展,足踝外科医生对于掌握最前沿微创治疗新技术的需求也越发高涨。

高尾昌人(Masato Takao)教授是世界足踝外科微创治疗领域的领军者之一,一直秉承微创治疗和早期康复的理念,积极推动了关节镜技术在足踝外科中的应用。至今,高尾昌人教授作为第一作者发表的重要论文,仅在主要英文杂志就达20多篇,他创新性地开展了一系列镜下足踝微创新技术,受到了全世界的瞩目。2017年高尾昌人教授创立了集医、教、研一体的日本CARIFAS足踝外科中心,短短3年就有来自日本及世界各地的150多名足踝外科医生在中心进修和学习。为满足广大足踝医生的学习需求,日本南江堂出版社及时推出了日文版《CARIFAS足踝外科手术技术:热点精析》。本书包括高尾昌人教授至今为止开创并改良的足踝外科微创手术技术,是广大足踝外科医生最渴望掌握的热点技术。

高尾昌人教授之前写过名为《手术前夜物语》的文章,提到他在手术前一晚需要将第二天手术的每个细节在脑海中模拟一遍,以保证熟烂于心。正是由于这种对于细节的把握,高尾教授的镜下手术技术达到了炉火纯青的境界。在CARIFAS足踝外科中心,高尾教授完成全镜下踝关节外侧韧带修复的时间为4~7分钟。本书的最大特点正是在于对细节的讲解,具有很强的实操指导意义。通过大量史无前例的术中照片和示意图,使初学者也容易理解。例如在介绍踝关节外侧韧带损伤的镜下微创治疗一章,通过100多张照片和示意图,15 000余字的详细介绍,使读者可以全面了解外侧韧带损伤镜下微创治疗的所有技术细节和要领。此外,文中大量穿插的"要点"部分针对关键问题进行了深入讲解,可以进一步加强读者的理解。

2020年以来,全球疫情阻碍了我们直接的对外学习与交流,更突显了本书引进出版的及时性和重要性,相信此书对我国足踝外科医生具有很好的学习和指导意义。在本书付梓之际,衷心感谢支持本书翻译和出版的每一个人。由于时间紧迫,翻译中难免出现错误和疏漏之处,敬请诸位同道们批评指正。

鲁 明

2022 年 12 月

原 著 前 言

CARIFAS 足踝外科中心的诊疗理念

　　日本 CARIFAS 足踝外科中心于 2017 年 4 月在千叶县木更津市的重城医院内开设。中心旨在为足踝外科患者提供最尖端的医疗服务,加强足踝外科医生的人才培养和推动相关领域的基础研究。

　　我们对足踝疾病的患者积极采用加速康复(accelerated rehabilitation)理念进行治疗;尽量避免术后的外固定,从手术第二天开始进行可动部位的功能锻炼和步行训练(图 1),以在最短的时间内最大限度地恢复足踝功能,早日回归日常生活、社会活动和体育活动为目标[1]。

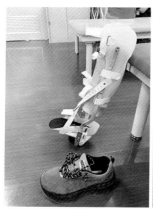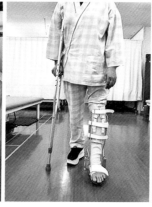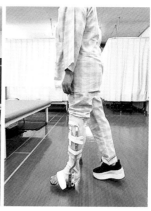

图 1

　　为了实现加速康复理念,我们尽可能对足踝外科患者采用微创手术(minimally invasive surgery, MIS)的治疗方法。为了尽量不损伤正常的组织,从微小的入路接近病变部进行治疗,这种手术方法称为 MIS。关节镜下手术(图 2)是最先进的 MIS,具有术后疼痛轻、能够早期恢复日常生活和体育活动的优点。但是,并不是所有的足踝疾病都适用于关节镜下手术,根据具体情况,也使用关节镜以外的 MIS 和传统的开放手术。

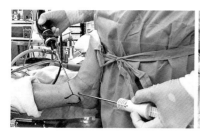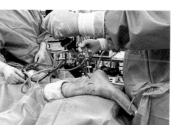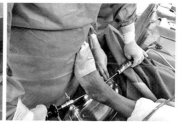

图 2

　　术后疼痛会成为患者的身心负担,从而降低患者对康复治疗的热情。神经阻滞麻醉可以起到术后镇痛的良好效果,可促进患者自身积极地进行"加速康复训练"。本中心聘请了该领域的权威专家（**图 3**），对所有手术病例都使用了外周神经阻滞麻醉。通过他们卓越的技术，1~3 分钟就可以完成麻醉，确实得到了良好的术后镇痛效果。

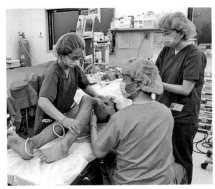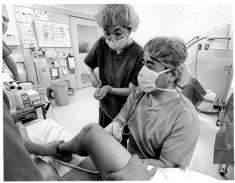

图 3

CARIFAS 足踝外科中心开设已经 3 年了，到目前为止，对约 1 000 名患者进行了约 1 300 例手术。另外，有来自国内外的超过 100 名医生前来研修，其中很多医生希望我们能编写关于 CARIFAS 治疗技术的专著。在这种情况下，我们向日本南江堂出版社提出了图书出版申请，开始了本书的编写。

本书内容包括 CARIFAS 足踝外科中心手术例数位列前 3 位的术式：踝关节外侧韧带损伤的镜下微创治疗，姆外翻的跖骨远端微创截骨术治疗，踝关节后方撞击综合征的镜下手术治疗；以及研修医生需求最多的 4 个术式：足底跖腱膜炎的镜下手术治疗，踝关节炎的胫骨远端斜形截骨矫形术治疗，止点性跟腱炎的跟骨成形术联合姆长屈肌腱转位术治疗，Freiberg 病（跖骨头无菌性坏死）的自体骨软骨移植治疗。此外，针对世界性医疗难题的距骨骨软骨损伤，也分享了本中心的治疗策略和技术。针对以上内容，书中不仅论述了各个疾病的基本知识，还详细讲述了各个疾病从诊治到康复的具体治疗流程。

医路漫漫，仅靠目前的知识和技术还不足以完全满足患者的需求。我们有义务为了足踝外科的发展而反复探索，优化治疗技术。希望各位读者能提出各种宝贵意见，共同推动足踝外科的进一步发展。

在本书的编写过程中，重城保之、岩下孝粹和片仓麻衣医生参与了资料收集和文章校对的工作。纽约大学的下园由泰老师对距骨骨软骨损伤章节的编写给出了很多建议。另外，南江堂的仲井丈人、平原大辅、关田启佑不仅对本书的出版企划和文章校对方面给予了大力支持，而且提出了很多提高阅读质量的设计建议。CARIFAS 足踝中心是由医生、护士、技师、营养师、理疗师、药剂师和职员等所有工作人员组成的团队，正是有了大家的通力合作才得以完成此书。最后，向为本书的编写做出贡献的所有相关人员表示衷心的感谢！

高尾昌人

文献

1）Claudia-Camelia B：Study on the effectiveness of the accelerated rehabilitation strategies of the knee in professional athletes after anterior cruciate ligament injury. Social Behavioral Sci. **76**：151-155, 2013.

编 者 名 录

■著者

高尾　昌人　　重城病院 CARIFAS 足の外科センター　所長

■執筆協力

重城　保之　　重城病院　理事長

岩下　孝粋　　重城病院 CARIFAS 足の外科センター

片倉　麻衣　　東京医科歯科大学大学院医歯学総合研究科　運動器外科学

下園　由泰　　NYU Langone Health, NYU Langone Orthopedic Hospital. Department of Orthopedic Surgery

目　　录

第 **1** 章

踝关节外侧韧带损伤的镜下微创治疗

病史

女性,17岁,高中二年级学生,排球队队员。中学一年级时的一次排球运动中左踝关节不慎内翻性扭伤,于当地医院就诊,进行踝部胶带固定。此后,持续存在左踝关节的不稳定感,每年发生反复数次的左踝关节内翻性扭伤。

1年前在比赛中出现了左踝关节的疼痛和肿胀,于当地医院就诊,发现左踝关节外侧不稳定,经介绍到我中心就诊。

要点:机械性不稳定和功能性不稳定

机械性不稳定是指生理学上客观存在的超过正常活动范围的关节不稳定。功能性不稳定是指主观症状而非客观存在的关节不稳定感,也会出现反复的踝关节扭伤[1,2]。踝关节外侧不稳定症大多两者同时存在,但也有无症状却在关节应力检查中显示异常的例子,也有患者诉说不稳定感而在应力检查中无异常的例子。后者的致病原因为韧带本身的变性[3],或距腓前韧带(anterior talofibular ligament,ATFL)的前方纤维断裂[4],也需要治疗。

要点:踝关节不稳的并发症

在陈旧性踝关节外侧韧带损伤中,50%以上的病例伴有关节软骨损伤[5],14%~26%的病例伴有踝关节前方骨赘形成[6,7]。前者是踝关节异常活动导致的局部关节软骨的应力集中,随着反复增加的微小损伤逐渐加重。后者是通过不稳定异常活动形成的骨性增生,是人体达到稳定平衡的生物反应。这些并发症不仅影响运动功能,而且将来会导致踝关节炎的发生,具有影响日常生活的危险。

要点:踝关节不稳定对运动功能的影响和治疗目的

当踝关节出现机械性不稳定时,下肢的肌肉在着地时的拉展性紧张和跳跃时的短缩性收缩增加了[8,9],导致运动功能下降和运动损伤的发生率增加[10]。治疗踝关节外侧不稳定的目的,不仅是要减轻目前的症状,还要预防以后可能发生的并发症,进一步提高运动功能。

体格检查

虽然左踝部未发现压痛,但左踝关节前抽屉试验为阳性,该试验诱发患者的左踝关节出现不安全感,即恐惧试验阳性。旋前外旋应力试验为阴性[11]。

1

要点：前抽屉试验要熟悉

前抽屉试验即徒手应力试验是诊断踝关节外侧韧带损伤最有效的方法，为了提高其敏感性，需要逐渐积累经验达到熟练操作。在前抽屉试验中，如果对胫骨施加距骨长轴方向的向后推力，内侧的三角韧带浅层会紧张，这样即使 ATFL 完全断裂也无法将距骨拉到前方（**图 1-1a**）。而轻度内旋距骨可以使三角韧带浅层松弛，这是前抽屉试验正确操作的关键（**图 1-1b**）。另外，反复应力试验操作会引起腓骨肌腱紧张，踝关节会有动态的制动，因此距骨很难向前方拉出。为了精通手法，可以在术前用麻醉状态下的踝关节反复练习（**图 1-2**）。在门诊做该检查时，一定要让患者在放松的状态下迅速进行。诊断跟腓韧带损伤（calcaneofibular ligament，CFL）的有效方法仍是未解决的问题。在本中心，应用独协医科大学埼玉医疗中心的大关觉医生设计的旋前外旋应力试验，如患者诉说疼痛和不安全感为阳性反应[11]，进步根据有无压痛和超声波检查的结果进行 CFL 损伤的诊断。

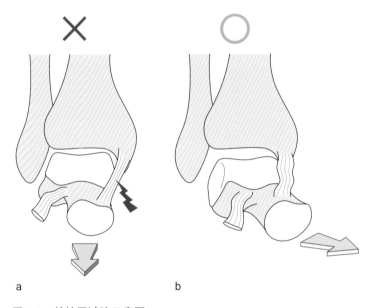

a   b

图 1-1 前抽屉试验示意图

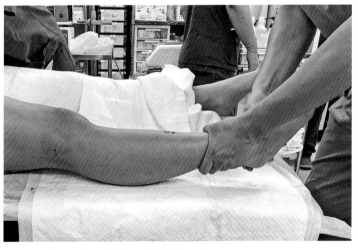

图 1-2 麻醉下进行前抽屉试验实操照片

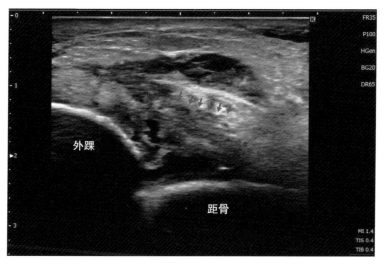

外踝

距骨

图 1-3 ATFL 损伤的超声检查。*为 ATFL 的腓骨附着部断裂。红箭头
为失去了张力的 ATFL 纤维

影像学检查

踝关节的 X 线正位片中没有异常。在应力超声检查中[12]，ATFL 的腓骨附着部断裂
（图 1-3*），韧带纤维失去了张力（图 1-3 红箭头）。

要点：为什么要行应力超声检查？

踝关节外侧韧带损伤的诊断，可以通过前抽屉试验等诊断试验来诊断。另一方面，影像学
诊断不仅是确定诊断的证据，还具有让患者看到直观和客观的图像，从而加深对病情理解的优
点。应力超声检查是与关节镜评价有显著关联的唯一诊断工具，特别是对残留韧带质量的评价
有效[12]。因为方便且有效的原因，应力超声检查是本中心门诊常用的检查方法。

要点：应力 X 线检查是否必要？

自 1945 年 Perndergrass 首次报道后[13]，应力 X 线检查成为踝关节外侧不稳定性的权威影
像学诊断方法。但应力 X 线是侵袭性的检查方法，与 3D 解析结果相比准确性低[14]，对决定治
疗方案没有影响[15]。10 年以前，如果没有展示应力 X 线的数据，在英文文章的投稿时就不会被
采用。但是现在的影像学检查的主角正在逐渐转变为超声检查，应力 X 线被定位为没有必要进
行的检查方法。

治疗方案

患者的病史已经持续数年，反复出现左踝关节扭伤和运动功能影响，应力超声检查确
认了存在可修复的残留韧带。考虑保守疗法不能改善症状，所以计划实施关节镜下韧带修
复术。

要点：韧带修复术 vs 重建术，如何抉择？

修复术或重建术的选择应由残留韧带的质量决定。Morvan 等对 22 例镜下 ATFL 手术的术前 MRI T2 加权像和术中关节镜发现进行评价，一致率为 86.4%。因此，术前的 MRI 是决定 ATFL 术式有意义的工具之一[16]。

笔者将残留韧带中 I 型胶原蛋白的染色结果、逆转录聚合酶链反应（reverse tran-scriptase polymerase chain reaction，RT-PCR）基因表达结果和关节镜评价进行了比较。其结果是，在研究中的全部残留韧带中，I 型胶原蛋白的染色结果与 RT-PCR 基因表达结果相符合[17]，并且 I 型胶原蛋白的染色结果和关节镜评价结果存在有意义的关联性[18]。因此，关节镜检作为残留韧带的质量评价方法可以信赖。还有研究比较了关节镜和应力 X 线、MRI 和应力超声检查的评价效果，结果发现和关节镜评价有意义相关性的只有应力超声检查[19]。

综上所述，ATFL 的术式选择首先根据术前应力超声检查结果来决定，如超声检查确认存在可修复的残留韧带则实施修复术，否则行重建术，最后通过手术中的关节镜评价决定最终术式[20]。在本中心，2017—2018 年进行的关节镜下韧带修复术为 238 例，重建术为 20 例。

要点：关节镜下韧带修复术的进展

镜下踝关节外侧韧带修复术由锚钉的置入、残留韧带的过线和打结三个操作步骤组成。至今为止发表的任何一个术式，锚钉的置入都是在关节镜下进行的，但根据过线和打结的方法不同可以分为以下三种：小切口直视下进行的术式，关节镜下经皮的术式，全镜下术式。

镜下辅助小切口踝关节外侧韧带修复术（arthroscopic assisted mini-open procedure）是 2011 年 Nery 报告的术式[21]，残留韧带过线和打结的操作是将关节镜入点延长 1.5cm 切开后，在直视下进行的。该术式虽然操作简单，但比其他术式的损伤更大。因此，Nery 对该术式进行了改良，目前应用以下记述的关节镜下经皮的术式[22]。

镜下经皮踝关节外侧韧带修复术（arthroscopic with percutaneous procedure）中残留韧带的过线和打结操作是通过镜下经皮性的方式完成[23-27]。与镜下辅助小切口踝关节外侧韧带修复术（arthroscopic assisted mini-open procedure）相比更加微创，而且不仅可以修复 ATFL，对 CFL 也可以修复。但另一方面，因为是经皮的操作，单纯对 ATFL 过线是很困难的，往往将 ATFL 和下伸肌支持带混合一起缝合，所以很难称之为解剖学修复。另外，打结操作是在小切口下进行，或者从入路切口游离皮下，将缝合线引导到入路切口后进行打结，都会造成新的损伤。在第五届国际踝关节不稳定协会大会的现场手术演示环节中，术后的解剖评价发现经皮操作的缝线累及第 3 腓骨肌腱和腓浅神经分支的例子也有很多。

全镜下踝关节外侧韧带修复术（all-inside arthroscopic procedure）是将锚钉的置入、向残留韧带的过线和打结的全部操作在关节镜下进行，是最微创的术式[28, 29]。另外，全镜下操作可以实现只在 ATFL 上过线，所以是真正的解剖学修复。关于 CFL 缝合的必要性和缝合法仍是尚需解决的问题点。因为 CFL 是关节外的韧带，为了镜下看到腓骨附着点需要大范围的皮下剥离，所以不是微创手术。同时，CFL 也不同于 ATFL 可以在镜下过线。研究发现 ATFL 和 CFL 通过接近止点的联合韧带实现一体化，可作为一个单元从腓骨剥离，因此可以仅通过 ATFL 的缝合就实现自动修复 CFL[30]。

专栏 ◆ 国际踝关节不稳定协会

　　国际踝关节不稳定协会（Ankle Instability Group，AIG）是专门针对踝关节韧带损伤进行基础与临床研究的学会组织，在法国的 Guillo 教授的呼吁下成立于 2012 年。2013 年第一届 AIG 会议在法国的波尔多市召开了两天，是由学会委员单独召开的闭门会议。2014 年第二届 AIG 会议在美国的芝加哥举办。2015 年第三届 AIG 会议在韩国的首尔举办。2017 年第四届 AIG 会议又在法国的波尔多市举办，并开始吸纳学会委员以外的医生参加。2018 年第五届 AIG 会议在日本的木更津市召开（**图 1-4**）。一直以来，在 AIG 会议上进行的现场新鲜标本的镜下技术操作演示、验证和讨论的结果均被总结成英语文章发表，为本领域医疗事业的进步做出了突出贡献[22, 29, 31-38]。

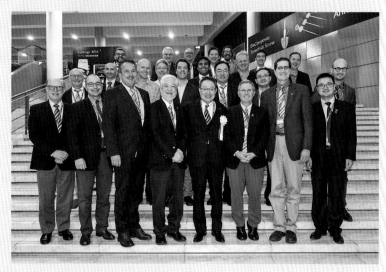

图 1-4　第五届 AIG 学会委员合影

手术详解

1. 体位

　　患者仰卧位，支架托支撑小腿，抬高约 15cm（**图 1-5a**）。常规消毒和铺单。大腿部安装止血带备用，常规不使用止血带，仅在出血阻碍镜下视野时使用。

　　胫骨前肌（tibialis anterior，TA）外侧缘（**图 1-5b 箭头**）、胫距关节（talocrural joint，TC）和外踝（lateral malleolus，LM）做标记后，于 TC 水平线和 TA 外侧缘的交叉点标记关节镜前内中入路（medial midline，MM），在 LM 内侧缘延长线上距离 TC 以远约 10mm 处标记关节镜前外侧辅助入路（accessory anterolateral，AAL）。

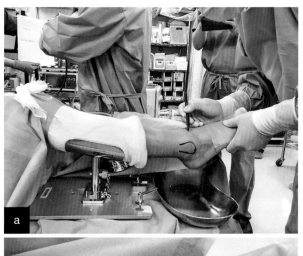

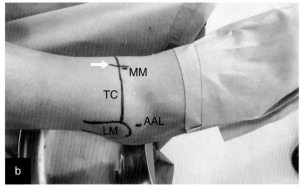

图 1-5　a. 体位。b. 体表解剖标志和切口入路标记

要点：止血带的使用

使用止血带会给肌肉组织带来一定的损伤，对术后康复训练产生不良的影响，从而延缓运动功能的恢复[39]。所以，特别是对运动员应尽量避免使用止血带。不得已使用时，止血带压力为收缩期血压 +100~150mmHg[40]，加压时间为 2 小时以内[41]。松止血带 30 分钟后全身代谢才会恢复正常，所以如果继续使用止血带，至少要保持 30 分钟的间隔[42,43]。

2. 关节内注射灌注液

将 22G 针头从 MM 入路插入踝关节内，注入 10ml 关节手术用的灌注液（调整后的乳酸林格液）（图 1-6）。

要点：刺入 22G 针头

如果 MM 入路的位置正确地对应胫距关节间隙，22G 针头可以毫无抵抗地全部刺入。

3. 制造 MM 入路

使用 11 号尖刀在 22G 针头刺入部行约 5mm 的纵向皮肤切开（图 1-7a）。仅切开真皮层，蚊式钳钝性分离皮下组织和关节囊直达关节内（图 1-7b）。

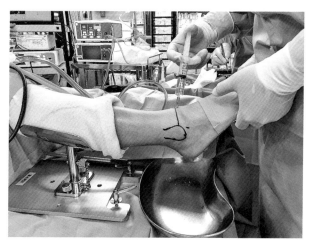

图 1-6　关节内注入灌注液

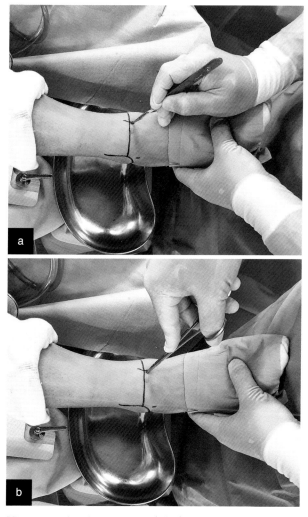

图 1-7　a. 尖刀切开 MM 入路皮肤。b. 蚊式钳钝性分离

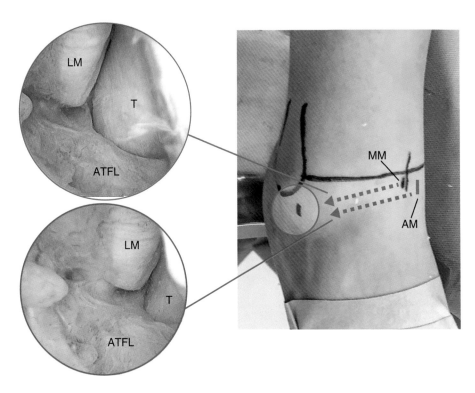

图 1-8 MM 和 AM 入路镜下 ATFL 的观察范围对比

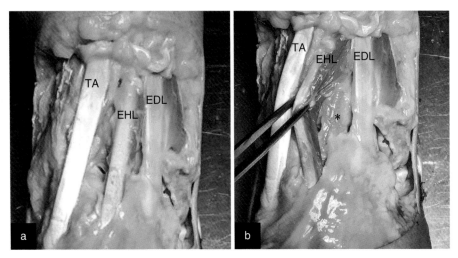

图 1-9 a. MM 入路定位。b. 踝前神经血管束解剖。＊为踝前神经血管束

要点：MM 和 AM 入路镜下 ATFL 的观察范围对比

　　前内侧入路（antero-medial，AM）位于 TA 内侧，而前内中入路（MM）位于 TA 外侧。从 AM 入路观察只能看到 ATFL 的腓骨（LM）附着部，而从 MM 入路观察可以看到 ATFL 的腓骨附着部至距骨（T）附着部的整体范围，手术操作也相对更容易（**图 1-8**）。

　　踝前神经血管束（**图 1-9b＊**）位于踇长伸肌腱（extensor hallucis longus，EHL）和趾长

伸肌腱（extensor digitorum longus，EDL）之间的深层行走，MM 入路位于胫前肌腱（tibialis anterior，TA）和 EHL 之间可以避免神经血管损伤。

4. 关节镜的插入和 ATFL 的观察

将关节镜的钝棒和外套筒通过 MM 入路插入踝关节内（**图 1-10a**），拔出钝棒后，将直径 2.7mm 的镜头插入外套筒，观察关节内情况（**图 1-10b**）。

要点：镜下关节内的观察顺序

为了避免遗漏，最好按照顺序一步步地进行镜下观察。在本中心，探查顺序如下：距骨滑车中间部（ITD）→距骨滑车内侧角（MC）→距骨滑车内侧部（MTD）→距骨内踝间隙→内踝关节面远端（MMT）→胫骨前缘（AT）→距骨滑车前缘（ATD）→距骨体外侧部（LTD）→下胫腓前韧带（anterior inferior tibiofibular ligament，AITFL）→距骨外踝间隙（LM）→外踝关节面远端（CT）→距腓前韧带（ATFL）（**图 1-11**）。

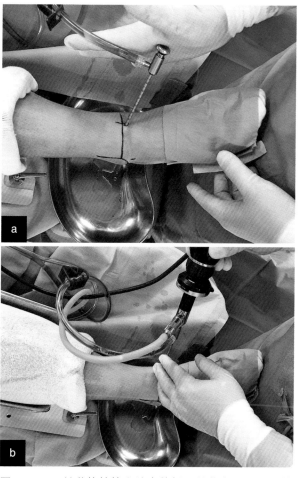

图 1-10　a. 关节镜钝棒和外套筒插入关节内。b. 关节镜插入关节内

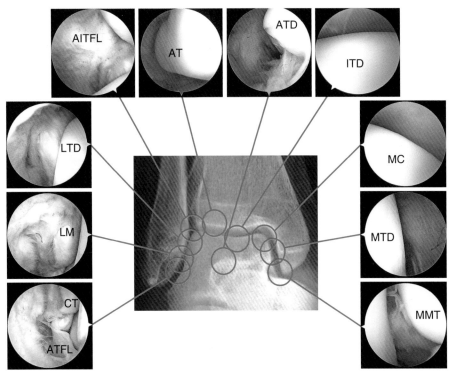

图 1-11 镜下关节内的观察顺序

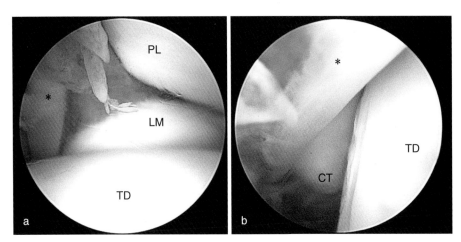

图 1-12 a. 镜下 AITFL 近端。b. 镜下 AITFL 远端。＊为 AITFL。PL,胫骨远端关节面;
LM,外踝;TD,距骨滑车;CT,外踝关节面远端

    按以上镜下探查顺序观察后,将光源电缆朝向外侧,关节镜前端朝向内下方,沿着
AITFL(**图 1-12＊**)的近端(**图 1-12a**)向远端(**图 1-12b**)查看,就可以观察外踝关节面。

    接下来就可以观察到整个 ATFL 走行,确认残留韧带纤维的状况。正常情况下 ATFL
和 AITFL 在腓骨附着部相连续性,但在本例中二者分离(**图 1-13＊**),ATFL 向下移位,失去
了张力。

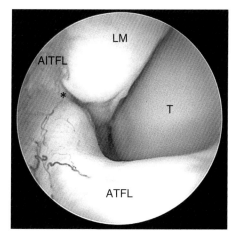

图 1-13　镜下 ATFL 和 AITFL。*ATFL 和 AITFL 在腓骨附着部分离

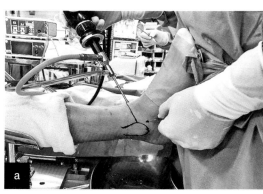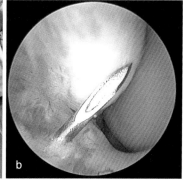

图 1-14　a. 刺入 22G 针头。b. 镜下针头位置

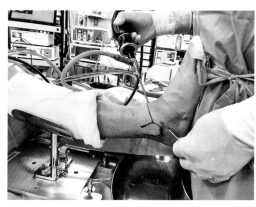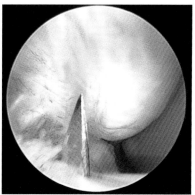

图 1-15　尖刀切开 AAL 入路

5. 制造 AAL 入路

稍微背伸踝关节使外侧的关节囊松弛。一边观察 ATFL，一边在从皮肤上看到的光环中心部刺入 22G 针头（图 1-14a）。关节镜下确认针尖在 ATFL 的前上方，通过移动针头可以容易地接近外踝和 ATFL（图 1-14b）。

拔出 22G 针头，将 11 号尖刀从入针点刺入关节囊，沿纵性方向切开约 5mm（图 1-15）。用直蚊式钳钝性分离软组织，制作 AAL 入路（图 1-16）。

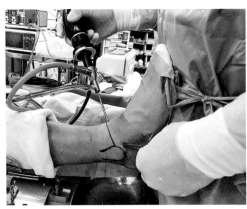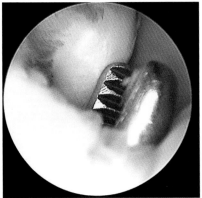

图 1-16 直蚊式钳完成 AAL 入路

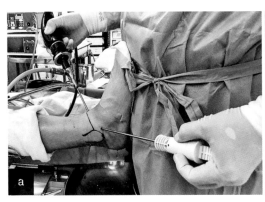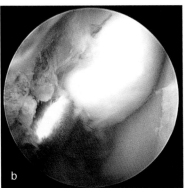

图 1-17 a. 插入导钻套。b. 钻孔定位

要点：AAL 入路制作技巧

在以往制作 AAL 入路和 MM 入路一样，只用手术刀切开真皮层，然后用直蚊式钳分离软组织，再穿透关节囊。但是在术中，灌洗液浸润到 AAL 入路周围的皮下组织，导致软组织肿胀，阻碍了关节镜的视野。因此，本中心将尖刀沿纵行方向直接从皮肤上切开至关节囊，减轻了皮下组织渗液导致的肿胀，这样可以保持较长时间的良好视野。

6. 置入锚钉

从 AAL 入路插入导钻套（**图 1-17a**），钻孔定位于下胫腓前韧带的远端（外踝关节面远端以近 5mm、外侧 5mm 的位置）（**图 1-17b**）。

相对于腓骨长轴成略小于 45°角并且与距骨外侧壁平行钻孔，注意不要穿透对背侧及内外侧腓骨皮质[43]（**图 1-18a**），然后，通过导钻套敲入锚钉（**图 1-18b**）。

锚钉置入后，交替牵拉缝线的两端，查看缝线是否顺利地滑动，而且锚钉不从骨道内脱出（**图 1-19**）。

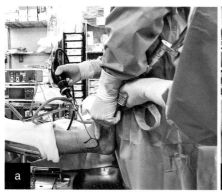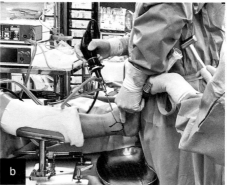

图 1-18　a. 导钻套角度。b. 敲入锚钉

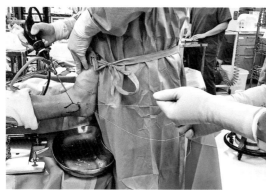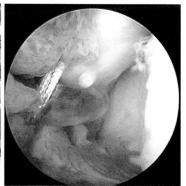

图 1-19　确定缝线滑动性及锚钉牢固性

专栏 ◆ 寻求更好的缝合线锚钉

　　各个运动医学公司都销售不同的缝合线锚钉产品,但这些锚钉产品性能没有太大的差别,难以选择。作者通过尝试,选用了最适合笔者的技术和理论的产品。

　　当初笔者认为锚钉骨道的直径尽可能越小越好,采用了 1.4mm 型号的锚钉（JuggerKnot™）,缝线为 1 号线（MaxBraid,Zimmer Biomet）。但是因为出现好几次在打结操作中缝线断裂的病例,所以改为 1.5mm 型号的锚钉（JuggerKnot™）,缝线为 2 号线（MaxBraid,Zimmer Biomet）,之后没有出现术中断线。在骨质比较脆弱的儿童和中老年女性中,出现过打结操作中锚钉从骨道脱出的情况,所以对于有脱出风险的病例,本中心曾用过在骨道内固定牢固的锚钉（SUTUREFIX Ultra Soft Anchor™,Smith&Nephew）。当前使用的是在骨道内固定效果更强的锚钉（Q-FIXTM,Smith&Nephew）。但这些锚钉的缺点是骨道直径比 JuggerKnot 锚钉的骨道更大,手术操作也稍复杂。

　　目前,还没有发现契合我理想的缝合线锚钉,期待更好的产品出现。

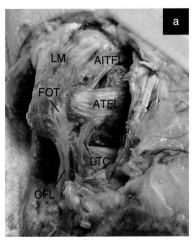

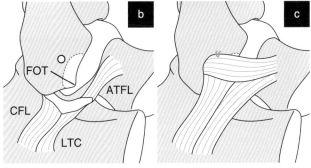

图 1-20 a. 外侧韧带的大体解剖。b. 陈旧性外侧韧带损伤的示意图。c. 外侧韧带修复的示意图

要点：缝合线锚钉的腓骨骨道定位

距腓前韧带（ATFL）和跟腓韧带（CFL）通过外侧距跟韧带（lateral talocalcaneal ligament，LTC）连结，一体化附着在外踝（LM）上（**图 1-20a**）。腓骨远端的无名结节 FOT（fibular obscure tubercle）存在于 ATFL 和 CFL 的附着部交汇点，是制作骨道时的良好地标[37]。FOT 位于关节镜下外踝关节面的远端以近 5mm，以外 5mm 处，是 ATFL 腓骨附着点外上缘的位置。

另一个地标是下胫腓前韧带（AITFL），在正常情况下，ATFL 的前方纤维与 AITFL 的远端纤维合并附着在外踝上（**图 1-20a***），因此，可以在 AITFL 腓骨附着部的远端钻骨道。

陈旧性外侧韧带损伤中，大部分例子都是 ATFL，CFL 和 LTC 作为一个单元从腓骨上剥离[30]（**图 1-20b**），在 ATFL 的腓骨附着点外上缘的骨道（**图 1-20b 白色圈**）置入缝合线锚钉，只修复 ATFL，就可以自动修复 CFL 和 LTC（**图 1-20c**）。

7. 过线技术

在 18G 针头上穿过 2-0 尼龙线（**图 1-21a**），于 AAL 入路将带线针头插入关节内（**图 1-21b**）。

针头尽可能在 ATFL 的深部（后方）贯穿韧带，顺时针方向旋转针头数次，使尼龙线缠绕针头（**图 1-22a**），然后同次数逆时针方向旋转针头，形成逐渐扩大的尼龙线套圈（**图 1-22b**）。

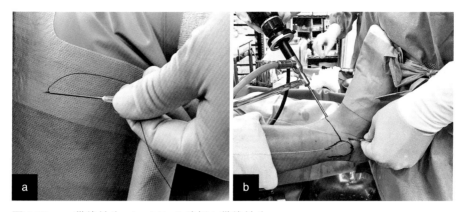

图 1-21 a. 带线针头。b. AAL 入路插入带线针头

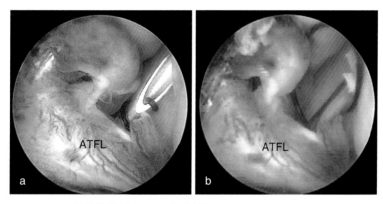

图 1-22 a. 旋转带线针头。b. 制作线圈

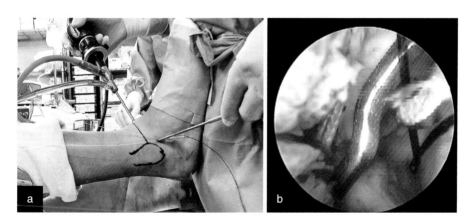

图 1-23 a. 插入探钩。b. 勾住套圈

　　于 AAL 入路将头端设计有小挂钩的探钩插入关节内（**图 1-23a**），利用头端的小挂钩勾住尼龙线套圈（**图 1-23b**）。

　　先拔出针头（**图 1-24a**），再拔出探钩，将尼龙线套圈引导到 AAL 入路外（**图 1-24b**）。

要点：拔出针头后再引导尼龙线套圈到 AAL 入路外

如不拔出针头就拔出探钩，尼龙线可能会在针尖处断裂。因此先拔出针头再拔出探钩，将尼龙线套圈引导到 AAL 入路外。

要点：探钩前端的新设计

为了更安全高效地进行手术，改良和开发手术器械是必要的。以往的探钩在从关节内拔出时，有钩伤软部组织的危险。因此，与施乐辉日本公司的技术人员合作，将挂钩的前端改良成了位于轴的同侧面内侧，且尖端朝向轴中心方向的所谓"睡眠结构"的形状（**图 1-25**）（CROCHET 挂钩 type T2TM，施乐辉日本分公司）。由此，降低了拔出探钩头时钩伤软组织的风险。

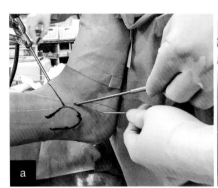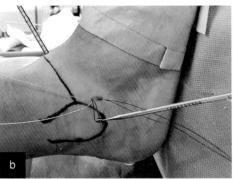

图 1-24 a. 拔出针头。b. 拔出探钩和尼龙线套圈

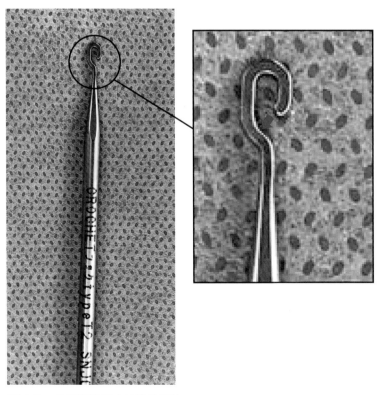

图 1-25 头端设计有小挂钩的探钩

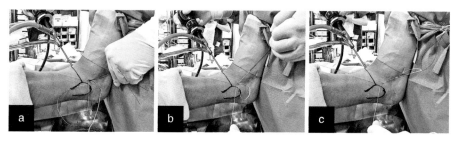

图 1-26　a. 一条锚钉尾线插入尼龙线套环。b. 拔出尼龙线。c. 锚钉尾线实现残留韧带过线

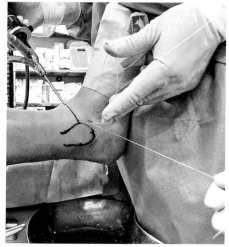
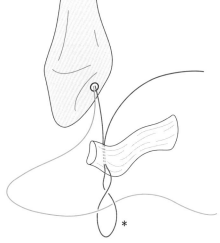

图 1-27　制作第一个线结。＊为第一个套环

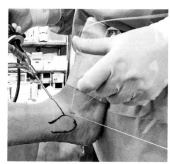
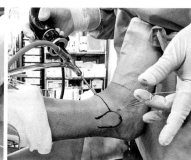
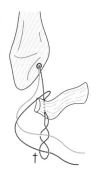

图 1-28　制作第二个线结。†为第二个套环

　　将锚钉的一条尾线的 1/2 部分插入尼龙线套环中（**图 1-26a**），将尼龙线拔出（**图 1-26b**），引导该条尾线以折返线圈形式贯穿残留韧带（**图 1-26c**）。

8. 改良 lasso-loop 缝合[20]

　　过线的锚钉尾线旋转半圈后，形成第一个套环，将对侧尾线（蓝色线）穿入套环内（**图 1-27＊**）。

　　过线的锚钉尾线再旋转半圈，形成第二个套环（**图 1-28†**），将过线的尾线穿入自身旋转形成的第二个套环内（**图 1-28 红线**）。

拉紧过线的锚钉缝线（**图 1-29 红线**），收紧第二个套环形成的远端线结。

要点：拉线和线结收紧

打结时，用力拉紧过线的锚钉尾线（红线），先收紧第二个套环形成远端线结，再拉紧对侧尾线（蓝线），该线在近端线结内滑行，将韧带残留端拉到腓骨附着部。收紧使二者紧贴，因有收紧的远端线结的压迫可避免近端线结松动导致的不贴服现象。在这个过程中，把线结收紧很关键。

术者用腹部顶住足底将踝关节维持背伸 0° 位，用力拉紧对侧的尾线（**图 1-30 蓝线**），该线在近端线结内滑行，将韧带残留端拉到腓骨附着部。

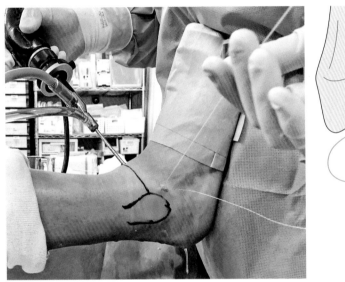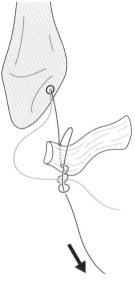

图 1-29 收紧远端线结

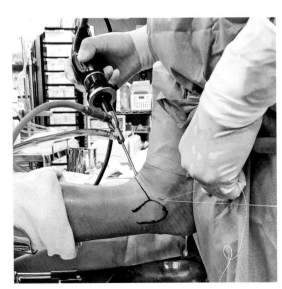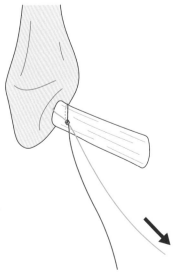

图 1-30 打结

将韧带残留端拉到腓骨附着部后,再继续拉紧对侧尾线,因有收紧的远端线结的压迫可避免近端线结松动导致的不贴服现象。(**图 1-31a** 为打结前,**图 1-31b** 为打结后)。

之后再做两个打结(**图 1-32a**)和用推结器推紧线结(**图 1-32b**)。

要点:改良 lasso-loop 缝合法

　　lasso-loop 缝合法最早是由肩关节外科医生 Lafosse 在 2006 年发表的文章中提出的止点重建缝合方法(**图 1-33**)[44],因缝合的牢固性强[45],lasso-loop 缝合法被广泛应用于包括肩关节在内的各种镜下止点重建手术。但该方法在打结过程中会出现对侧线(蓝线)的松弛现象,导致 ATFL 断端不贴服腓骨附着部和韧带松弛。改良 lasso-loop 缝合中,因对侧尾线先穿入过线尾线旋转的第一个套圈,过线的尾线再穿过自身旋转形成的第二个套环内。系结时,用力拉紧过线的锚钉尾线,收紧远端线结,再拉紧对侧尾线,该线在近端线结内滑行,将韧带残留端拉到腓骨附着部。因有收紧的远端线结的压迫可避免近端线结松动导致的不贴服现象,可以得到稳定牢固的线结强度。应用改良 lasso-loop 缝合法后几乎没有复发的例子,患者可以更早地恢复体育运动。

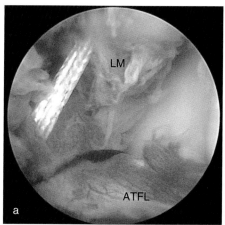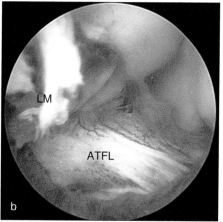

图 1-31　a. 镜下打结前。b. 镜下打结后

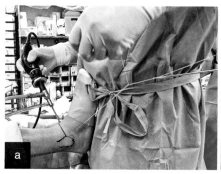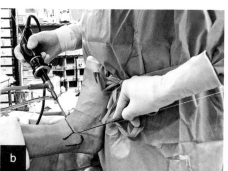

图 1-32　a. 追加两个打结。b. 用推结器推结

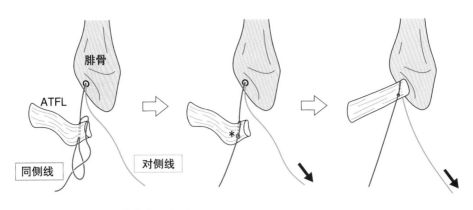

图 1-33 lasso-loop 缝合法示意图

术后

术后 2 天踝关节弹力绷带固定，手术第 2 天开始完全负重自由行走。术后第 2 周开始利用平衡板等进行本体感觉的功能锻炼，并开始进行慢跑。术后第 5 周完全恢复芭蕾舞训练。术后第 2 年作为排球队的主力球员继续参加比赛活动，没有不适症状和不稳定的复发。

要点：术后的加速度康复训练

在大约三十年前、笔者刚当上医生的时候，骨外科治疗的基本原则是固定和制动，韧带损伤的治疗往往需要几周的石膏固定。根据近年的研究发现，早期活动关节可在遗传因子水平上提高纤维芽细胞的活性，促进损伤韧带的愈合[46]；并且增加感觉神经肽受体表达[47]，提高关节运动功能[48]。另外，研究发现缝合后的韧带与骨膜之间可在较短时间内出现生物学愈合，拉伸强度也变强，研究表明术后 4 周韧带与骨膜之拉伸强度与正常韧带无明显差距[49]。另外，在步行周期中，ATFL 承受最大达 11.3N（约 1.2kg 重）的拉张力，跟腓韧带完全无拉张力[50]。综上所述，本中心不进行术后的外固定，从手术第 2 天开始完全负重自由行走，术后第 4 周开始回归体育运动。

特殊病例

1. 合并踝关节前方撞击综合征

踝关节前方撞击综合征的病因为胫骨前缘的增生骨赘（**图 1-34***）和距骨颈部的增生骨赘（**图 1-34†**）[51]，它们会导致踝关节背伸受限并产生踝关节前方的疼痛。14%~26% 的踝关节外侧不稳定病例中合并踝关节前方撞击综合征[52,53]，对此，关节镜下进行韧带修复术的同时要切除增生的骨赘。

术前的三维 CT 检查是必需的，通过三维 CT 影像可准确诊断骨赘的大小、数量、位置和形状[54]。

首先，在关节镜下按如前所述的方法进行韧带过线，先收紧过线尾线的线结，收紧对侧尾线实现牢固固定的操作是在切除骨赘后进行。

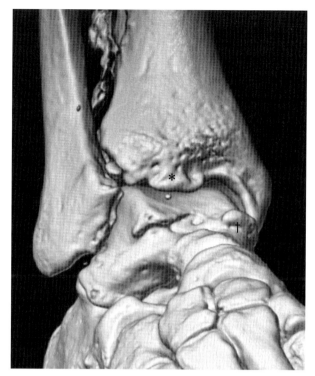

图 1-34　合并踝关节前方撞击综合征。∗为胫骨前缘的增生骨赘。†为距骨颈部的增生骨赘

要点: 具有关节内合并损伤的镜下韧带修复术的手术步骤
　　具有关节内合并损伤的镜下外侧韧带修复术中,如果先处理关节内合并损伤,灌注液会逐渐浸润软组织,从外侧挤压操作空间,随着时间的推移,难以得到处理 ATFL 的良好视野。因此,首先进行关节镜下 ATFL 修复术,然后进行踝关节前方骨赘和距骨骨软骨损伤等合并损伤的治疗。由于关节内的合并损伤在关节松弛下比较容易观察,所以将 ATFL 固定到外踝的最终操作是在合并损伤处理完成后再进行。

　　胫骨侧的骨赘往往位于外侧,距骨侧的骨赘往往位于内侧,但一般只切除胫骨侧的骨赘就能减轻症状。在镜下手术中,基本上是把距离病变较远的入路作为观察入路(viewing portal),把靠近病变的入路作为工作入路(working portal)。因此当切除胫骨侧的骨赘时,关节镜进入 MM 入路,磨头进入前外侧入路(anterolateral, AL)进行关节内手术。
　　平胫距关节近端于第三腓骨肌腱外侧制作 AL 入路。通过调节光源电缆,将关节镜前端朝向前方,用关节镜前端的光向关节外照射,可以透视踝关节前外侧皮肤内走行的神经和血管束(trans-luminally technique; **图 1-35a**)。从不损伤神经和血管的位置插入 22G 针头(**图 1-35a**),在关节镜下确认针头的前端接近病变部位(**图 1-35b**)。
　　拔出 22G 针头,使用 11 号尖刀在针头刺入部做约 5mm 的纵向切开(**图 1-36a**)。只切开真皮层,使用直的蚊式钳贯穿皮下组织和关节囊进入关节内(**图 1-36b, c**)。

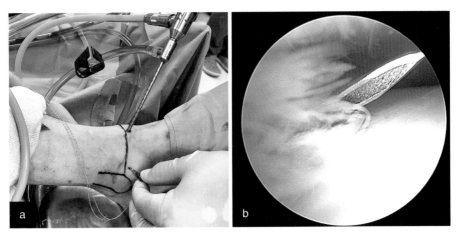

图 1-35 a. 透视法定位 AL 入路。b. 镜下针头定位

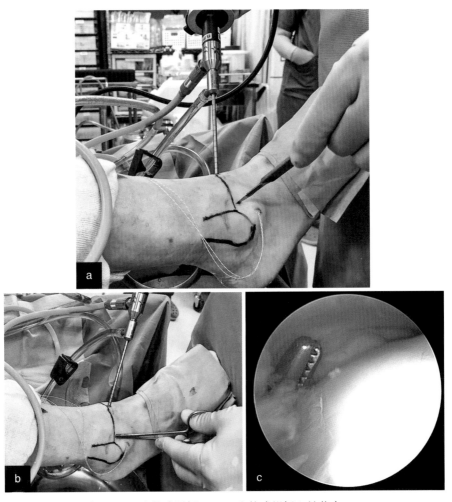

图 1-36 a. 尖刀切开。b. 直蚊式钳插入。c. 直蚊式钳插入关节内

将光源电缆朝内,使关节镜前端朝向外侧,可以容易地观察到骨赘(**图 1-37a**),使用直径 3.5mm 的刨刀刨削增生的滑膜组织,直到可以观察到骨赘的背部为止(**图 1-37b**)。

骨赘充分显露后(**图 1-38a***)后,使用直径 4.0mm 的磨头切除骨赘(**图 1-38a** 为切除前,**图 1-38b** 为切除后)。

术中通过透视侧位像确认骨赘(**图 1-39a***)是否被充分切除(**图 1-39b†**)(**图 1-39a** 为骨赘切除术前,**图 1-39b** 为骨赘切除术后)。切除骨赘后,踝关节背伸 0° 位,收紧对侧尾线,将外侧韧带残端拉到腓骨附着部。

要点：决定骨赘切除程度的标准

年轻的医生经常问作者应该把胫骨侧的骨赘切除到什么程度。切除的标志是下胫腓前韧带(AITFL)。正常情况下 AITFL 的胫骨附着部和胫骨前缘处于同一水平,要充分向近端切除骨赘,直至能清楚观察到 AITFL 的胫骨附着部。

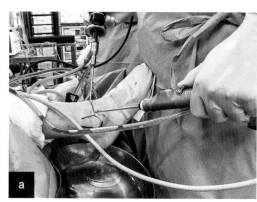
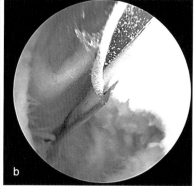

图 1-37　a. 调整关节镜方向观察骨赘。b. 刨刀刨削

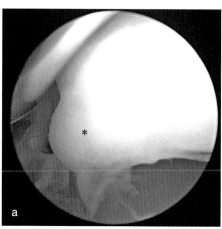
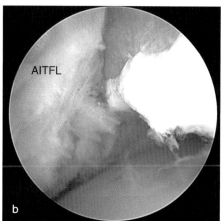

图 1-38　a. 骨赘切除前。b. 骨赘切除后。* 为骨赘

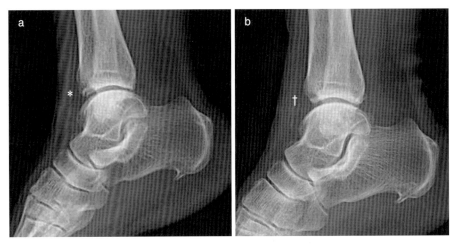

图 1-39　a. 骨赘切除前侧位像。b. 骨赘切除后侧位像。＊为骨赘。†为骨赘切除后

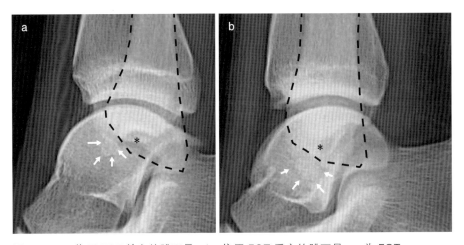

图 1-40　a. 位于 FOT 前方的腓下骨。b. 位于 FOT 后方的腓下骨。＊为 FOT

2. 合并腓下骨的病例

　　腓下骨(os subfibulare)是生长期外侧韧带的撕脱骨折中的软骨片在未愈合的情况下骨化为小骨残留下来的,常合并踝关节外侧不稳定。直径 3mm 以下的腓下骨通常在关节镜下切除并行韧带修复,术后症状会减轻。大的腓下骨需要切除,并将残留的韧带缝到外踝止点处。

　　腓下骨能否在关节镜下切除,取决于腓下骨的大小和位置。直径超过 10mm 的腓下骨很难在关节镜下切除。另外,关节镜仅仅可以观察到 FOT(图 1-40＊)的前方,如果腓下骨位于 FOT 的前方,则可以关节镜下切除(图 1-40a)。如果腓下骨位于 FOT 的后方位置,则很难在镜下切除(图 1-40b)。

　　关节镜下切除时,首先将精细组织剪(图 1-41a)从 AAL 入路插入关节内,将腓下骨与 ATFL 分离(图 1-41b)。

　　在合并踝关节外侧不稳定的病例中,腓下骨(图 1-42a＊)和外踝(LM)之间是分离的(图 1-42a)。将精细组织剪尖端放置于腓下骨(图 1-42a＊)和 ATFL 之间,在尽可能靠近腓下骨的位置把 ATFL 切断（图 1-42b）。切断韧带 3/4 左右时，用开口向上的咬钳将腓下骨切碎（图 1-42c）。然后将锚钉置入外踝，用改良 lasso-loop 法将残留的 ATFL 缝在外踝上（图 1-42d）。如果韧带缩短不能与外踝充分接触，则追加后述的 Gould 增强术。

如图显示腓下骨切除前（图 1-43a 白箭头）和切除后（图 1-43b*）的踝关节 X 线正位片。

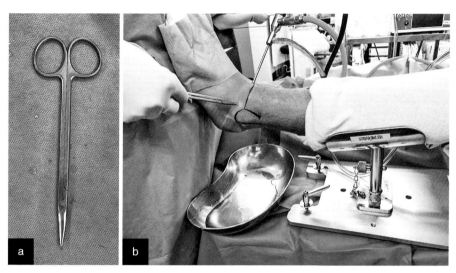

图 1-41　a. 精细组织剪。b. 剪尖插入 AAL 入路

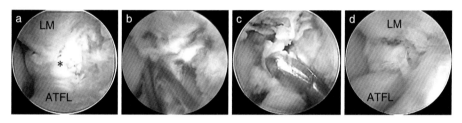

图 1-42　a. 镜下腓下骨。b. 剪断 ATFL。c. 切碎腓下骨。d. 修复 ATFL。* 为腓下骨

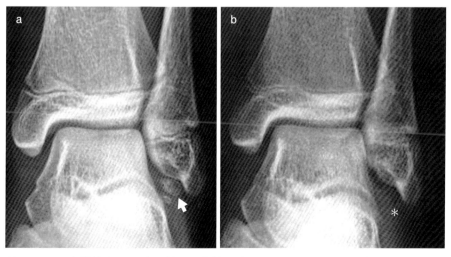

图 1-43　a. 术前拍片。b. 术后拍片。白箭头为腓下骨。* 为腓下骨切除后

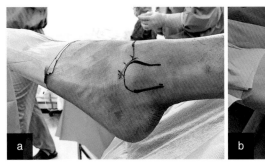
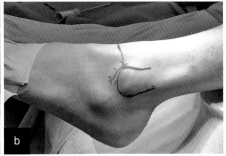

图 1-44 a. 体表解剖标志。b. 切口标记

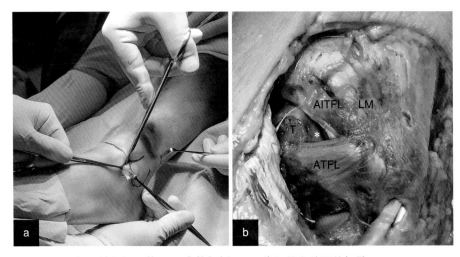

图 1-45 a. 插入精细组织剪。b. 大体解剖图。＊为距骨和外踝的间隙

对镜下不能切除的腓下骨，进行开放手术。标记外踝及胫距关节间隙（**图 1-44a**），沿着外踝前缘标记约 3cm 的弧形切口（**图 1-44b**）。

在距骨和外踝的间隙插入精细组织剪（**图 1-45a**）。这个位置是前距腓韧带（ATFL），下胫腓前韧带（AITFL）和距骨（T）包围的关节间隙（**图 1-45b＊**）。

利用精细组织剪的前端触诊并确定腓下骨，将腓下骨的表层切开后显露腓下骨及 ATFL（**图 1-46a**）。外踝和腓下骨间残留的软部组织分离后，紧贴腓下骨将 ATFL 和 CFL 与腓下骨附着处切断，切除腓下骨（**图 1-46b**）。

于下胫腓前韧带（AITFL）的腓骨附着部的远端、外踝关节面外侧 5mm 的位置钻孔（**图 1-47b＊**），置入锚钉（**图 1-47**）。

要点：设置缝合线锚钉置入的定位标志

在合并腓下骨的病例中，FOT 往往与腓下骨一起被切除，所以 FOT 不能成为锚钉置入的定位标志。因此，下胫腓前韧带（AITFL）是定位标志。

将缝合针穿到一条锚钉尾线 3/4 的位置上，从距离残留韧带断端 5mm 的位置贯穿韧带（**图 1-48a**），用改良 lasso-loop 法修复韧带（**图 1-48b**）。把踝关节维持在 0° 背伸位，收紧线结将残留韧带牢固地修复到腓骨附着部（**图 1-48c**）。

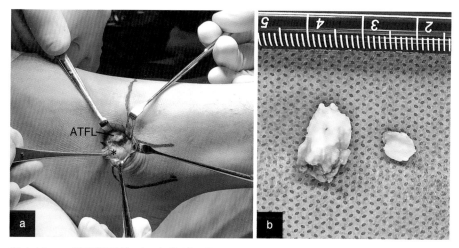

图 1-46　a. 显露腓下骨。b. 切除腓下骨

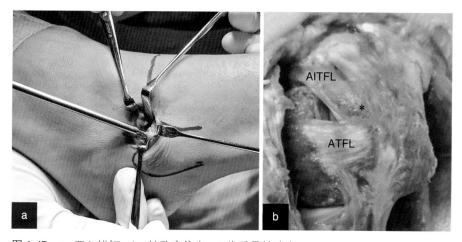

图 1-47　a. 置入锚钉。b. 钻孔定位点。＊为腓骨钻孔点

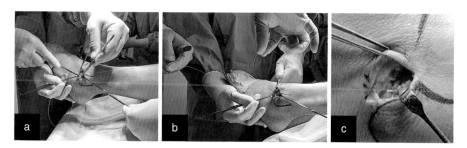

图 1-48　a. 过线。b. 改良 lasso-loop 法修复韧带。c. 修复韧带

3. 经皮 Gould 增强术

Gould 增强术是将下伸肌支持带（**图 1-49***）的上缘缝合到外踝（**图 1-49†**）的修复方法[55]。因为 Gould 增强术是非解剖学的修复术式，所以术后经常会发生踝关节的跖屈障碍。对残留韧带使用褥式缝合法或 Lasso-loop 法修复后，有时会合并使用 Gould 增强术。但是应用改良 lasso-loop 法后，因为可以牢固缝合残留韧带，很少使用 Gould 增强术。目前，Gould 增强术主要用于以下两种情况：腓下骨切除后残留韧带不能与外踝充分接触，以及通过关节镜评价残留韧带的质量不佳。在作者所进行的经皮 Gould 增强术中，用于增强的下伸肌支持带术后逐渐松弛，术后 4 周几乎全部病例的踝关节都恢复了最大的跖屈角度。因此，作者认为 Gould 增强术的作用是提供"术后仅工作 4 周的体内固定物"。

术式概要如下。

在镜下，于外侧韧带修复术置入的锚钉（**图 1-50a，b***）以近 5mm 处钻孔（**图 1-50a**），置入新的锚钉（**图 1-50b†**）（**图 1-50b，c**）。

下伸肌支持带（**图 1-51a†**）位于 AAL 入路（**图 1-51a***）的稍远位置。从 AAL 入路插入弯的蚊式钳，接触并确认下伸肌支持带的上缘后，将支持带浅部的皮下组织钝性游离（**图 1-51b**）。然后将蚊式钳前端探至支持带深部，将深层组织适当钝性游离后，用蚊式钳钳夹下伸肌支持带的上缘（**图 1-51c**）。

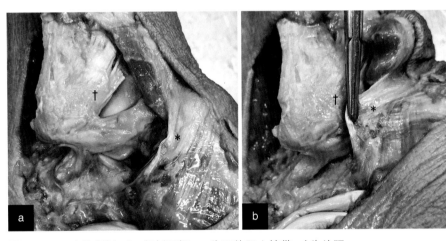

图 1-49　a. 大体解剖。b. 解剖图解。＊为下伸肌支持带。†为外踝

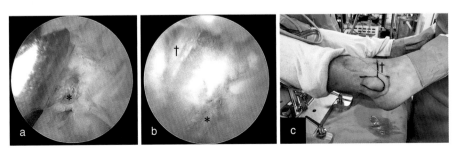

图 1-50　a. 钻孔。b. 镜下置入新锚钉。c. 大体照片。＊为韧带修复术置入锚钉的缝合线。†为 Gould 增强术置入锚钉的缝合线

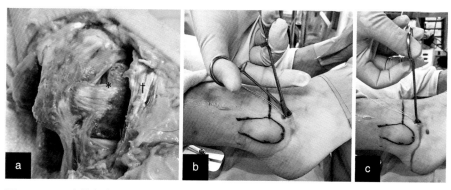

图 1-51　a. 大体解剖。b. 钝性游离支持带浅层。c. 钳夹下伸肌支持带。* 为 AAL 入路。† 为下伸肌支持带

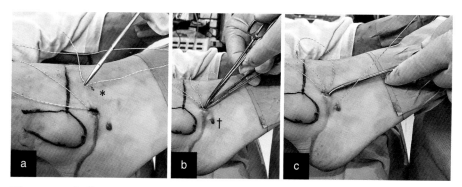

图 1-52　a. 纫线。b. 支持带深层过线。c. 出线。* 为角针。† 为皮肤出针点

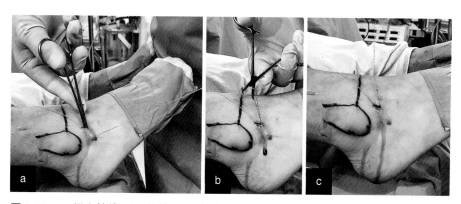

图 1-53　a. 钳夹缝线。b. 拉线。c. 出线

　　把锚钉的一条尾线于角针上纫线（图 1-52a*），将蚊式钳钳夹下伸肌支持带的上缘牵拉至 AAL 入路附近，同时从 AAL 入路刺入角针，从下伸肌支持带深层穿过，然后将针尖刺出皮肤（图 1-52b†），用钳子夹住针尖并拔出（图 1-52c）。

　　将蚊式钳从 AAL 入路插入支持带浅部皮下，此时略拉紧缝合线有利于蚊式钳探及到带有一定张力的缝合线（图 1-53a），蚊式钳抓持缝合线并回拉，将穿出远端皮肤的缝合线从 AAL 入路拔出，实现对下伸肌支持带近侧部分的套绕过线。（图 1-53b，c）。

　　用图 1-54 所示滑结（海军结）的操作方法进行打结。

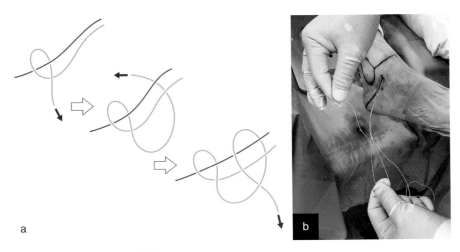

图 1-54 a. 示意图。b. 大体照片

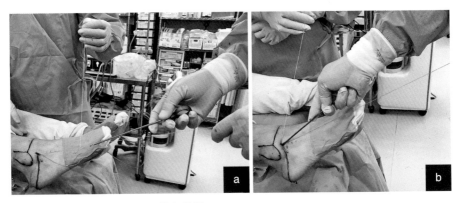

图 1-55 a. 推结器推结。b. 收紧线结

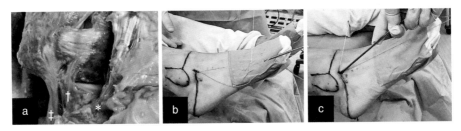

图 1-56 a. 大体解剖。b. 踝部的最大跖屈位。c. 跖屈受限。＊为下伸肌支持带的跟骨附着。†为外侧距跟韧带的跟骨附着。‡为跟腓韧带的跟骨附着

　　一边拉着对侧尾线，一边用推结器使线结向外踝方向滑动（**图 1-55a**），到达外踝后用力收紧（**图 1-55b**）。重复两次打结后剪切断缝线。

要点：确认 Gould 增强术的成功与否

　　下伸肌支持带的跟骨附着部（**图 1-56a**＊）位于外侧距跟韧带和跟腓韧带的跟骨附着部（**图 1-56a**†，‡）之前约 15mm。因此，当下伸肌支持带的上缘缝到外踝使其紧张时，足部从最大跖屈位（**图 1-56b**）向背伸方向跳动，并且最大跖屈度受到限制（**图 1-56c**）。看不到这种跳动现象，就判断缝合线没有正确过线在下伸肌支持带上。

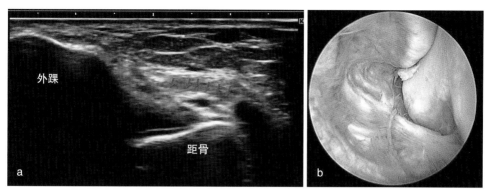

图 1-57　a. 应力超音检查。b. 术中关节镜评价

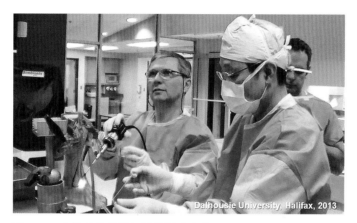

图 1-58　合作研发外侧韧带解剖重建术

4. 无残留韧带纤维的病例需要采取韧带重建术

术前应力超音检查[12]中不能显示 ATFL（图 1-57a），或者术中关节镜评价不能观察到 ATFL 的韧带纤维（图 1-57b）的情况，需要进行如下的韧带重建术。

混合法外侧韧带解剖重建术

作者研发了使用 Y 字形自体移植肌腱进行踝关节外侧韧带解剖重建手术[56]。在 2013 年作者与 Mark Glazebrook 教授（加拿大达尔豪斯大学）合作研发了踝关节外侧韧带解剖重建术（anatomical reconstruction of the lateral ligament of the ankle，AntiRoLL）（图 1-58 左）。2015 年关节镜下踝关节外侧韧带解剖重建术[57]的文章和 2016 年经皮踝关节外侧韧带重建术（percutaneous AntiRoLL，P-AntiRoLL）的文章分别刊登在英文期刊上[58]。

AntiRoLL 重建术包括三个步骤：自体肌腱的采集、移植腱的制作和移植腱的骨道置入及固定。AntiRoLL 重建术包括三种方法：关节镜下方式（arthroscopic AntiRoLL，A-AntiRoLL）[57]、经皮方式（percutaneous AntiRoLL，P-AntiRoLL）[58]和开放手术（open AntiRoLL）。关节镜下方式具有同时治疗关节内病变的优点，但在距下关节镜下制作跟骨骨道非常困难。因此，目前我们主要采用混合法外侧韧带解剖重建术（hybrid AntiRoLL，A&P-AntiRoLL）：ATFL 的重建在关节镜下进行，CFL 的重建在 X 线透视下经皮进行。

术前诊断中没有关节内病变的例子使用经皮方式重建,踝关节炎和僵硬时使用开放手术重建。

1. 体位

和关节镜下韧带修复术一样,患者采取仰卧位,支架托支撑小腿抬高约 15cm。常规消毒和铺单。取自体肌腱时不使用止血带,之后的操作在止血带下进行。

2. 自体薄股肌肌腱的切取和移植腱的制作

在同一侧的膝关节中,标记髌骨(P)、髌韧带(PT)、内侧关节间隙(JL)和股骨内侧髁(MC)。在距股骨内侧髁远端约 10mm 的位置,沿着薄股肌肌腱的走行设计约 25mm 的皮肤切口(**图** 1-59*)。

切开皮肤,分离深部组织,识别薄股肌肌腱,使用橡胶条带套绕并保护血管后(**图** 1-60a),将取腱器安装在薄股肌肌腱上(**图** 1-60b)。

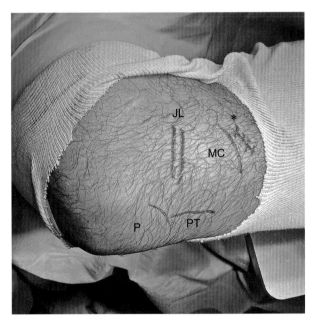

图 1-59 体表解剖标志及切口标记。* 切口标记

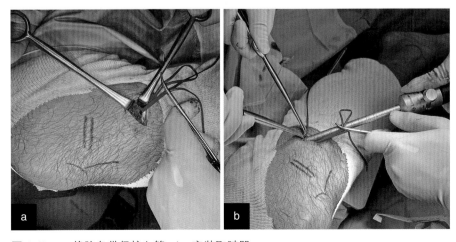

图 1-60 a. 橡胶条带保护血管。b. 安装取腱器

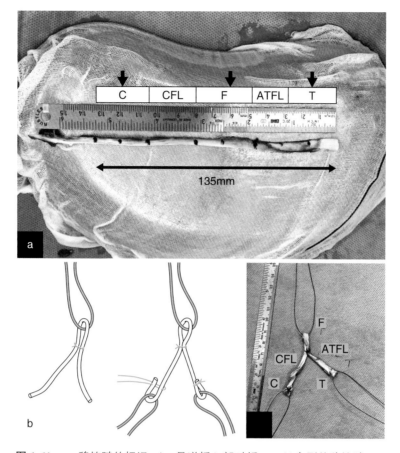

图 1-61 a. 移植腱的标记。b. 骨道插入部对折。c. Y 字形的移植腱

取长度 135mm 以上的薄股肌肌腱，修剪后从距离肌腱远端每隔 15mm 做标记（图 1-61a），切除多余的肌腱组织。从距离肌腱远端分别 15mm、60mm 和 120mm 的位置依次对折（从右向左依次为距骨 T、腓骨 F 和跟骨 C 的各个骨道的置入部分）（图 1-61a 箭头）。首先将移植肌腱的腓骨置入部分对折，2 号尼龙线穿过对折套环内，然后用 2-0 尼龙线牢固缝合（图 1-61b 左）。同法处理距骨和跟骨置入部（图 1-61b 右），最后制成 Y 字状的移植腱（图 1-61c，F 为腓骨骨道置入部，T 为距骨骨道置入部，C 为跟骨骨道置入部）。

要点：移植腱制作的注意点
　　因为移植肌腱的距骨侧和跟骨侧的对折部分，在骨道内导入时牵引线需要很强的力量，所以为了不使肌腱对折环破裂，要好好缝合牢固。

3. 入路及各个骨道的制作
　　入路使用 MM 入路、AAL 入路和距下（subtalar，ST）入路（图 1-62）。MM 入路，AAL 入路的制作步骤与关节镜下韧带修复术一致。
　　ST 入路的制作是在 AAL 入路（图 1-63a†）的 10mm 远处触摸跗骨窦，刺入 22G 针头并确认完全插入跗骨窦（图 1-63a*）。从 ST 入路往外踝关节面方向插入直蚊式钳，在关节镜

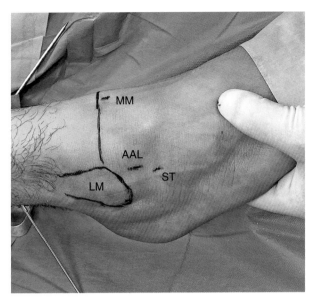

图 1-62 体表解剖标志和入路标记

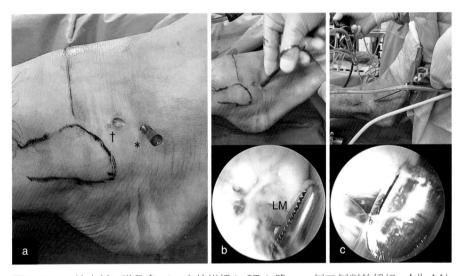

图 1-63 a. 针头刺入跗骨窦。b. 直蚊钳插入 ST 入路。c. 刨刀刨削软组织。† 为 AAL
入路。＊为 22G 针头。LM，外踝

下确认蚊式钳的前端是否到达外踝关节面（**图 1-63b**）。从 ST 入路插入刨刀，刨削阻碍视野
的软部组织（**图 1-63c**）。因出血阻碍视野时，使用止血带进行手术操作。

　　从 ST 入路处插入导针（**图 1-64＊**）。进针点位于外踝关节面远端 AITFL 的附着部
（**图 1-64b**）以远约 7mm 的位置。导针通过腓骨冠状面的中央位置，在矢状面中与腓骨的长轴
呈 30° 的角度，向近后方依次穿透腓骨的前皮质、后皮质和腓骨后侧的皮肤（**图 1-64c†**）。

　　使用空心钻沿导针方向（**图 1-65＊**）制作直径 6mm，深度 20mm 的腓骨骨道。

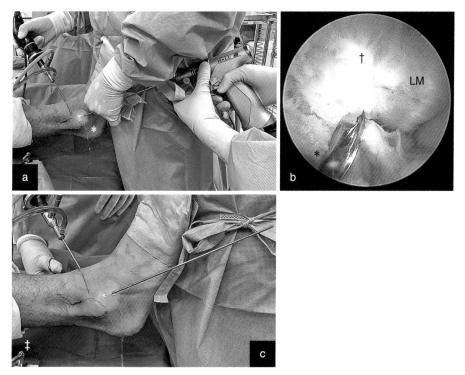

图 1-64 a. ST 入路插入导针。b. 腓骨进针点。c. 导针方向。* 为导针。† 为 AITFL 的附着部。‡ 为腓骨后侧的皮肤

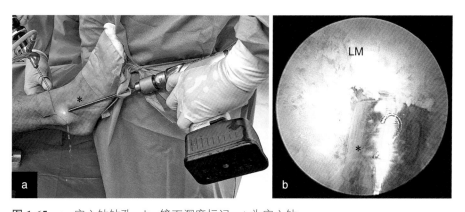

图 1-65 a. 空心钻钻孔。b. 镜下深度标记。* 为空心钻

要点：制作腓骨骨道的工作入路

如果使用 AAL 为工作入路，导针很难沿腓骨长轴方向钻入，无法制作足够长的骨道，并有导致腓骨远端骨折的危险（**图 1-66a**）。如果 ST 为工作入路，导针可以在理想的方向上制作腓骨骨道（**图 1-66b**）。

将 2 号尼龙线的两端穿过导针底部的孔后（**图 1-67a***），将导针向近端方向拔出，将导针置换成导线（**图 1-67b***）。

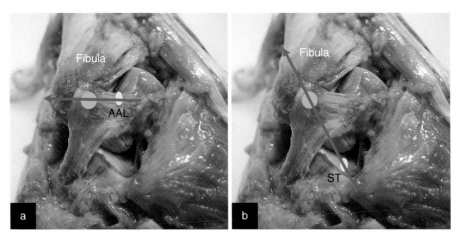

图 1-66 a. 经 AAL 入路制作的腓骨骨道方向。b. 经 ST 入路制作的腓骨骨道方向

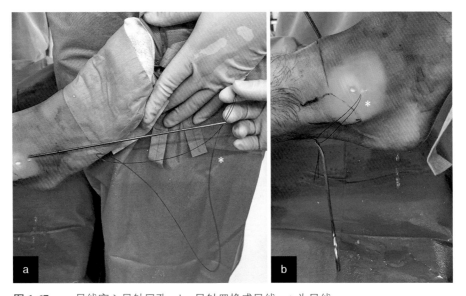

图 1-67 a. 导线穿入导针尾孔。b. 导针置换成导线。＊为导线

接下来制作距骨骨道。踝关节略为背伸位，从 MM 入路一边观察 ATFL 的距骨附着部，一边从 AAL 入路将导针（**图 1-68＊**）刺入关节内（**图 1-68a**）。ATFL 的距骨（T）附着部为进针点（**图 1-68b**），导针贯穿距骨及踝关节内侧的皮肤。

要点：导针刺入方向的注意事项

用导针（**图 1-69a＊**）贯穿距骨及踝关节内侧的皮肤时，导针以内踝远端（MM）为目标刺入（**图 1-69b**）。如果出针点位于 MM 的前方，有导致距骨骨道的前壁变薄甚至骨折的风险，如果出针点位于 MM 的后方，有损伤胫后动脉和胫神经的风险[60]。

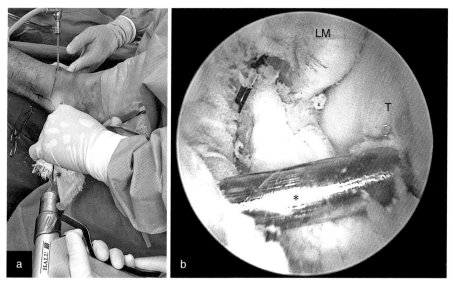

图 1-68　a. AAL 入路刺入导针。b. 距骨进针点。＊为导针

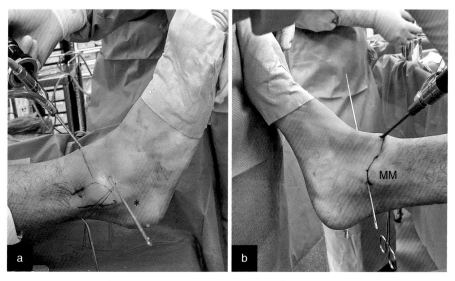

图 1-69　a. 导针贯穿距骨。b. 以内踝远端（MM）为出针点。＊为导针

和腓骨骨道的制作一样，用空心钻（图 1-70＊）制作直径 6mm、深度 20mm 的骨道。

此时，腓骨骨道的导线从 ST 入路引出，距骨道的导线从 AAL 入路引出（图 1-71a）。从 AAL 入路插入探钩（图 1-71b＊），在镜下勾上移植肌腱的腓骨骨道的导引线（图 1-71b†，图 1-71c†）并从 AAL 入路拔出（图 1-71c），使两个导线从相同的 AAL 入路引出（图 1-71d）。

最后制作跟骨的骨道。在 X 线透视下，从 AAL 入路插入导针，进针点为跟骨后距下关节面的垂直二等分线上关节面以远约 5mm 的位置（图 1-72）。

将导针朝向跟骨距内侧方向穿透跟骨和皮肤（图 1-73a），使用空心钻制作直径 6mm、深度 30mm 的骨道（图 1-73b）。

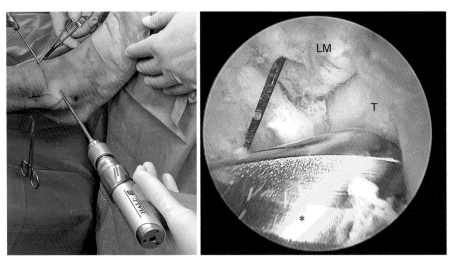

图 1-70 a. 空心钻钻孔。b. 镜下钻孔。＊为空心钻

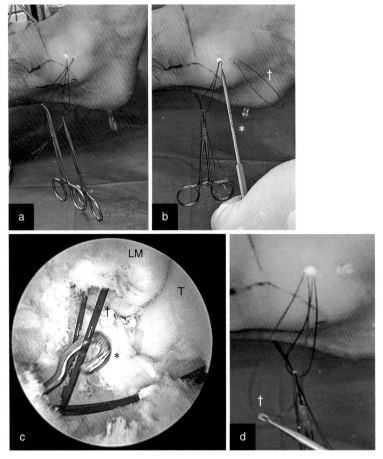

图 1-71 a. 不同入路引出导线。b. 插入探钩。c. 勾挂导引线。d. 同一入路引出导线。＊为探钩。†为腓骨骨道的导引线

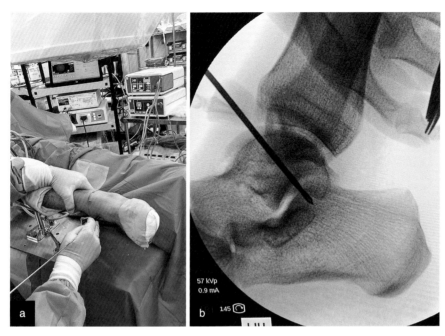

图 1-72　a. AAL 入路插入导针。b. 透视下进针点定位

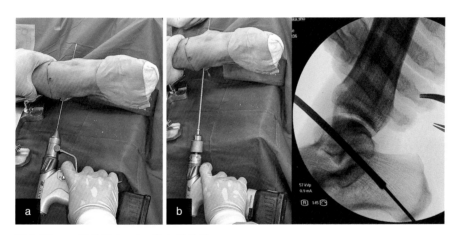

图 1-73　a. 导针置入。b. 空心钻钻孔

要点：各骨道的精准定位

　　根据 Matsui 等研究报道，在 ATFL 的腓骨附着（**图 1-74a 中 A**）和 CFL 的腓骨附着（**图 1-74a 中 C**）之间存在 FOT（**图 1-74a***）。ATFL 的距骨附着中心（**图 1-74b 中 A**）位于距骨滑车前外侧角和距骨外侧突起远端连线下 59.6% 的位置（**图 1-74b**）。CFL 的跟骨附着中心在后距下关节面（**图 1-74b 虚线**）的垂直二等分线上，关节面以远 17.2mm 的位置[59]。在实际重建 ATFL 和 CFL 手术时，腓骨骨道位于 AITFL 的腓骨附着部以远约 7mm 处。距骨骨道大部分的病例以 ATFL 韧带的残留附着点为地标，如果没有残留的韧带附着点，于距骨滑车前外侧角关节面下约 10mm 的位置制作骨道。跟骨骨道的定位：因为腓骨肌腱和腓肠神经走行于后距下关节面以远 10~20mm 处，为了不损伤这些组织，在后距下关节面的垂直二等分线上关节面以远约 5mm 的位置制作骨道（**图 1-74b，蓝箭头**）。

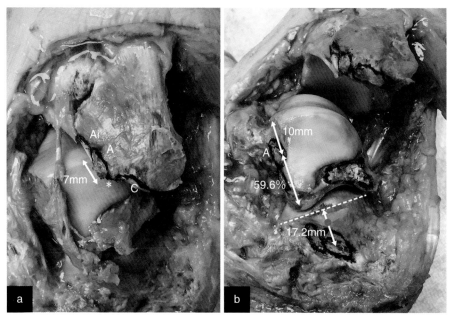

图 1-74　a. 腓骨骨道的精准定位。b. 距骨骨道的精准定位

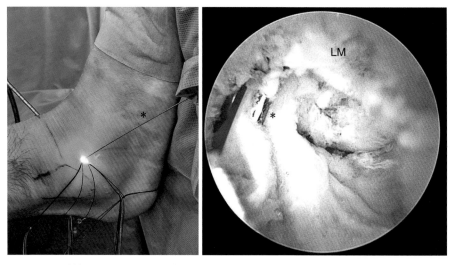

图 1-75　导针插入腓骨骨道。＊为导针

4. 移植腱插入和界面螺钉置入

关节镜下，将界面螺钉的导针（**图 1-75**＊）从 AAL 入路插入腓骨骨道。

将移植肌腱腓骨骨道的引线插入腓骨骨道的引线套圈内并从腓骨后侧引出，拉扯引线将移植腱拉到骨道内的近端（**图 1-76**＊）。

沿导针将直径 6mm、长度 20mm 的界面螺钉（**图 1-77**＊；Osteotrans Plus™ T thread small interference screw，PLLA&HA，Zimmer Biomet）拧入腓骨骨道内，在关节镜下拧入直至螺钉的尾部全部埋没入骨道内，拔出导针。

接着，在关节镜下，将界面螺钉的导针（**图 1-78**＊）从 AAL 入路插入至距骨骨道。

通过上述引线操作方法，将移植腱拉入距骨骨道内（**图 1-79**）。

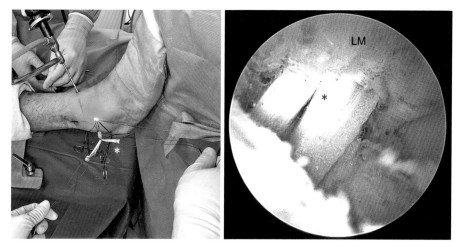

图 1-76　移植腱拉入腓骨骨道。＊为移植腱

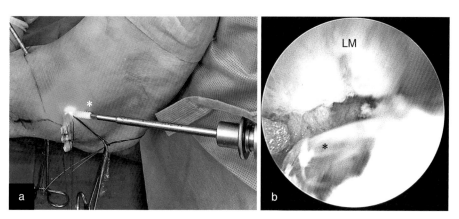

图 1-77　a. 腓骨骨道置入界面螺钉。b. 镜下螺钉尾部埋没入骨道。＊为界面螺钉

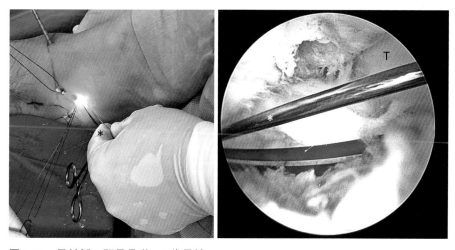

图 1-78　导针插入距骨骨道。＊为导针

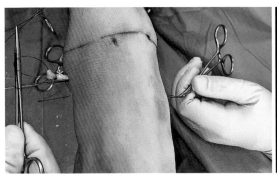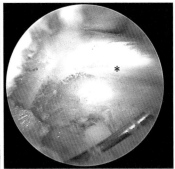

图 1-79　移植腱拉入距骨骨道。＊为移植腱

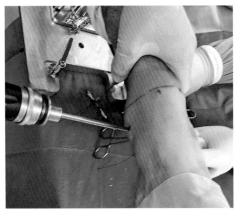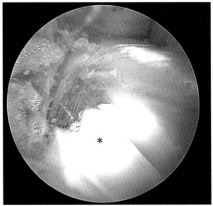

图 1-80　距骨骨道置入界面螺钉。＊为界面螺钉

保持踝关节 0° 中立位，助手在引线上施加最大张力，沿导针将直径 6mm、长度 20mm 的界面螺钉（图 1-80＊）拧入距骨骨道内，在关节镜下拧入直至螺钉的尾部全部埋没入距骨骨道。

最后，在 X 线透视下，将螺钉导针插入跟骨骨道内（图 1-81a），通过上述引线操作方法将移植腱拉入跟骨骨道内，在踝关节背伸 0° 位，助手对引线施加最大张力的状态下，沿导针将直径 6mm、长度 20mm 的界面螺钉拧入跟骨骨道内，拔出导针（图 1-81b）。此时，螺钉不能 X 线透视所见，所以把螺丝刀前端作为螺钉插入深度的基准。

5. 术后

术后弹性绷带固定 2 天，术后第 3 天开始完全负重步行。术后 3~4 周开始本体感觉训练，术后第 5 周开始慢跑，术后第 8 周完全回归体育运动。

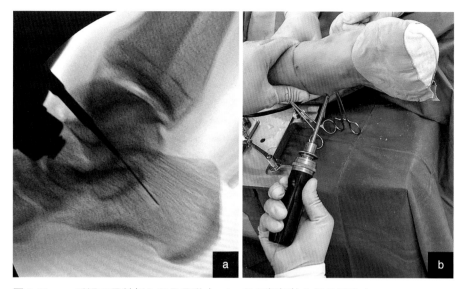

图 1-81　a. 透视下导针插入跟骨骨道内。b. 界面螺钉拧入跟骨骨道内

参考文献

1）Freeman MA, et al.：The etiology and prevention of functional instability of the foot. J Bone Joint Surg Br. **47**：678-685, 1965.
2）Hertel J：Functional instability following lateral ankle sprain. Sports Med. **29**：361-371, 2000.
3）Takao M, et al.：Arthroscopic and magnetic resonance image appearance and reconstruction of the anterior talofibular ligament in cases of apparent functional ankle instability. Am J Sports Med. **36**：1542-1547, 2008.
4）Vega J, et al.：Minor or occult ankle instability as a cause of anterolateral pain after ankle sprain. Knee Surg Sports Traumatol Arthrosc. **24**：1116-1123, 2016.
5）Takao M, et al.：Osteochondral lesions of the talar dome associated with trauma. Arthroscopy. **19**：1061-1067, 2003.
6）Hua Y, et al.：Combination of modified Broström procedure with ankle arthroscopy for chronic ankle instability accompanied by intra-articular symptoms. Arthroscopy. **26**：524-528, 2010.
7）Lee J, et al.：Associated intra-articular ankle pathologies in patients with chronic lateral ankle instability：arthroscopic findings at the time of lateral ankle reconstruction. Foot Ankle Spec. **4**：284-289, 2011.
8）McBride JM, et al.：Influence of preactivity and eccentric muscle activity on concentric performance during vertical jumping. J Strength Cond Res. **22**：750-757, 2008.
9）Kim H, et al.：Kinetic Compensations due to Chronic Ankle Instability during Landing and Jumping. Med Sci Sports Exerc. **50**：308-317, 2018.
10）Terada M, et al.：Effects of chronic ankle instability on energy dissipation in the lower extremity. Med Sci Sports Exerc. **45**：2120-2128, 2013.
11）Ozeki S, et al.：Pronation External Rotation Stress Test for calcaneofibular ligament insufficiency. Foot Ankle Surg. **23**：136, 2017.
12）笹原　潤：運動器エコーの実践　足関節. わかる！　運動器エコー　ビギナーズガイド，高橋周ほか編著，新興医学出版社，137-152, 2016.
13）Pendergrass EP, et al.：The roentgen examination in occupational diseases of the lungs；a historical discussion of its use. Am J Roentgenol Radium Ther. **54**：595-606, 1945.
14）Hoffman E, et al.：Accuracy of plain radiographs versus 3D analysis of ankle stress test. Foot Ankle Int. **32**：994-999, 2011.
15）Maffulli N, et al.：Management of acute and chronic ankle instability. J Am Acad Orthop Surg. **16**：608-615, 2008.
16）Morvan A, et al.：Reliability and validity of preoperative MRI for surgical decision making in chronic lateral ankle instability. Eur J Orthop Surg Traumatol. **28**：713-719, 2018.
17）柿丸裕之，他：前距腓靱帯損傷における残存靱帯の組織学適評価—Type I, Type II コラーゲンの発現. 第 28 回日本足の外科学会学術集会. s61, 2003.
18）Y. Yasui, et al.：Comparison of Arthroscopic and Histological Evaluation on the Injured Anterior Talofibular Ligament. The American Academy of Orthopaedic Surgeons（AAOS）2013 annual meeting, 2013.
19）笹原　潤，他：陳旧性前距腓靱帯損傷の超音波所見-関節鏡所見とのマッチング. 第 86 回日本整形外科学会学術総会. 2013.

20) Takao M, et al.：Arthroscopic ligament repair and reconstruction, in Canata GL, d'Hoogue P, Hunt KJ, Kerkhoffs GMMJ, Longo UG（eds）：Sports Injuries of the Foot and Ankle. A Focus on Advanced Surgical Techniques. Berlin, Springer, pp 29-44, 2019.

21) Nery C, et al.：Arthroscopic-assisted Broström-Gould for chronic ankle instability：a long-term follow-up. Am J Sports Med. **39**：2381-2388, 2011.

22) Nery C, et al.：Prospective study of the "Inside-Out" arthroscopic ankle ligament technique：Preliminary result. Foot Ankle Surg. **24**：320-325, 2018.

23) Corte-Real NM, et al.：Arthroscopic repair of chronic lateral ankle instability. Foot Ankle Int. **30**：213-217, 2009.

24) Acevedo JI, et al.：Arthroscopic Brostrom Technique. Foot Ankle Int. **36**：465-73, 2015.

25) Cottom JM, et al.：The "all inside" arthroscopic Broström procedure：a prospective study of 40 consecutive patients. J Foot Ankle Surg. **52**：568-574, 2013.

26) Giza E, et al.：Arthroscopic suture anchor repair of the lateral ligament ankle complex：a cadaveric study. Am J Sports Med. **41**：2567-2572, 2013.

27) Lui TH：Modified arthroscopic Brostrom procedure. Foot Ankle Surg. **21**：216-219, 2015.

28) Vega J, et al.：All-inside arthroscopic lateral collateral ligament repair for ankle instability with a knotless suture anchor technique. Foot Ankle Int. **34**：1701-1709, 2013.

29) Takao M, et al.：Arthroscopic anterior talofibular ligament repair for lateral instability of the ankle. Knee Surg Sports Traumatol Arthrosc. **24**：1003-1006, 2016.

30) Broström L：Sprained ankles. VI. Surgical treatment of "chronic" ligament ruptures. Acta Chir Scand. **132**：551-565, 1966.

31) Guillo S, et al.：Consensus in chronic ankle instability：aetiology, assessment, surgical indications and place for arthroscopy. Orthop Traumatol Surg Res. **99**：S411-419, 2013.

32) Michels F, et al.：How to drill the talar tunnel in ATFL reconstruction？Knee Surg Sports Traumatol Arthrosc. **24**：991-997, 2016.

33) Michels F, et al.：Endoscopic ankle lateral ligament graft anatomic reconstruction. Foot Ankle Clin. **21**：665-680, 2016.

34) Guillo S, et al.：Arthroscopic anatomical reconstruction of the lateral ankle ligaments. Knee Surg Sports Traumatol Arthrosc. **24**：998-1002, 2016.

35) Matsui K, et al.：Minimally invasive surgical treatment for chronic ankle instability：a systematic review. Knee Surg Sports Traumatol Arthrosc. **24**：1040-1048, 2016.

36) Glazebrook M, et al.：Percutaneous ankle reconstruction of lateral ligaments（Perc-Anti RoLL）. Foot Ankle Int. **37**：659-664, 2016.

37) Matsui K, et al.：Bony landmarks available for minimally invasive lateral ankle stabilization surgery：a cadaveric anatomical study. Knee Surg Sports Traumatol Arthrosc. **25**：1916-1924, 2017.

38) Michels F, et al.：Searching for consensus in the approach to patients with chronic lateral ankle instability：ask the expert. Knee Surg Sports Traumatol Arthrosc. **26**：2095-2102, 2018.

39) Saunders KC, et al.：Effect of tourniquet time on postoperative quadriceps function. Clin Orthop. **143**：194-199, 1979.

40) Crenshaw AH Jr：Surgical techniques and approaches, in Canale ST, Daugherty K, Jones L（eds）：Campbell's Operative Orthopaedics, 9th ed. St Louis：Mosby Year Book, **vol 1**, pp 29-142, 1998.

41) Townsend HS, et al.：Tourniquet release：Systemic and metabolic effects. Acta Anaesthesiol Scand. **40**：1234-1237, 1996.

42) Wilgis EFS：Observations on the effects of tourniquet ischemia. J Bone Joint Surg Am. **53**：1343-1346, 1971.

43) Yoshimura I, et al.：Optimal suture anchor direction in arthroscopic lateral ankle ligament repair. Knee Surg Sports Traumatol Arthrosc. **26**：2110-2115, 2018.

44) Lafosse L, et al.：A new technique to improve tissue grip："the lasso-loop stitch". Arthroscopy. **22**：1246 e1-e3, 2006.

45) Lafosse L, et al.：Biomechanical evaluation of 3 arthroscopic self-cinching stitches for shoulder arthroscopy：the lasso-loop, lasso-mattress, and double-cinch stitches. Am J Sports Med. **39**：188-194, 2011.

46) Kaneko D, et al.：Temporal effects of cyclic stretching on distribution and gene expression of integrin and cytoskeleton by ligament fibroblasts in vitro. Connect Tissue Res. **50**：263-269, 2009.

47) Bring DK, et al.：Joint immobilization reduces the expression of sensory neuropeptide receptors and impairs healing after tendon rupture in a rat model. J Orthop Res. **27**：274-280, 2009.

48) Bleakley CM, et al.：Effect of accelerated rehabilitation on function after ankle sprain：randomised controlled trial. BMJ. **10**：340：c1964, 2010.

49) Rodeo SA, et al.：Tendon-healing in a bone tunnel. A biomechanical and histological study in the dog. J Bone Joint Surg Am. **75**：1795-1803, 1993.

50) Haraguchi N, et al.：Prediction of three-dimensional contact stress and ligament tension in the ankle during stance determined from computational modeling. Foot Ankle Int. **30**：177-185, 2009.

51) Talusan PG, et al.：Anterior ankle impingement：diagnosis and treatment. J Am Acad Orthop Surg. **22**：333-339, 2014.

52) Hua Y, et al.：Combination of modified Broström procedure with ankle arthroscopy for chronic ankle instability accompanied by intra-articular symptoms. Arthroscopy. **26**：524-528, 2010.

53) Lee J, et al.：Associated intra-articular ankle pathologies in patients with chronic lateral ankle instability：arthroscopic findings at the time of lateral ankle reconstruction. Foot Ankle Spec. **4**：284-289, 2011.

54) Takao M, et al.：Arthroscopic treatment for anterior impingement exostosis of the ankle：application of three-dimensional

computed tomography. Foot Ankle Int. **25**：59-62, 2004.

55）Gould N：Early and late repair of lateral ligament of the ankle. Foot Ankle. **1**：84-89, 1980.

56）Takao M, et al.：Anatomical reconstruction of the lateral ligaments of the ankle with a gracilis autograft：a new technique using an interference-fit anchoring system. Am J Sports Med. **33**：814-823, 2005.

57）Takao M, et al.：Ankle arthroscopic reconstruction of lateral ligaments（Ankle Anti-ROLL）. Arthrosc Tech. **4**：e595-600, 2015.

58）Glazebrook M, et al.：Percutaneous ankle reconstruction of lateral ligaments（Perc-Anti RoLL）. Foot Ankle Int. **37**：659-664, 2016.

59）Matsui K, et al.：Bony landmarks available for minimally invasive lateral ankle stabilization surgery：a cadaveric anatomical study. Knee Surg Sports Traumatol Arthrosc. **25**：1916-1924, 2017.

60）Michels F, et al.：How to drill the talar tunnel in ATFL reconstructioin？Knee Surg Sports Traumatol Atthrosc. **24**：1007-1014, 2016.

第 **2** 章

姆外翻的跖骨远端微创截骨术治疗

病史

女性,63岁,家庭主妇。20多岁的时候发现两侧姆趾外翻畸形。1年前因左前足疼痛到附近医院就诊,诊断为姆外翻,接受了鞋垫、口服抗炎镇痛药和足趾运动锻炼等保守治疗。因症状无好转,被介绍到本中心就诊。

要点:保守疗法

姆外翻的保守疗法包括:应用鞋垫和矫形支具,以及运动疗法(趾划拳、夹毛巾、Hohmann运动)和应用抗炎镇痛药等。虽然保守疗法可以缓解疼痛,对减轻和防止病情发展有一定的效果,但很难改善畸形本身[1-2]。

体格检查

左足姆趾的跖趾关节外翻畸形,第二趾向上抬高与姆趾重叠(**图 2-1a,b***)。第一跖趾关节内侧面可见发红的姆囊炎(**图 2-1a†**)。第二跖趾关节足底可见痛性胼胝(**图 2-1c‡**为),轻度旋前足畸形。

要点:观察足底皮肤

观察足底皮肤的状态可以有效明确病情。步行时的负重中心,在足跟着地期几乎位于足跟部中央,从足底着地期到趾离地期是由跟部外侧向前到达第5跖骨头后,再横向至第1跖骨头方向,横越足部到达姆趾(**图 2-2**)。

因此,正常情况下足跟部、足外侧、第1和第5跖骨头的跖侧皮肤硬度和姆趾的跖侧皮肤的硬度相同。姆外翻时,由于姆趾处于外翻和旋前位,导致姆趾的跖侧面皮肤无法着地,只能由足外侧面及第2跖骨头着地负重,因而导致该部位的皮肤硬度增加产生胼胝。另外第2跖趾关节受姆指挤压发生背侧脱位,也导致第2跖骨头跖侧部位产生痛性胼胝。

要点:姆外翻和旋前足畸形

姆外翻合并旋前畸形足的情况很多见,旋前畸形足是姆外翻加重和复发的主要原因[3]。因此,姆外翻合并旋前足畸形时,进行同时的治疗是非常必要的。

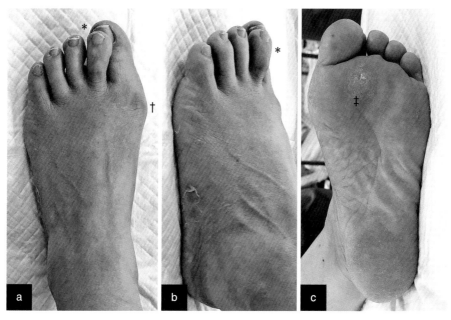

图 2-1　a. 足背面大体观。b. 足外侧面大体观。c. 足底大体观。＊为第二趾，†为踇囊炎，‡为足底胼胝

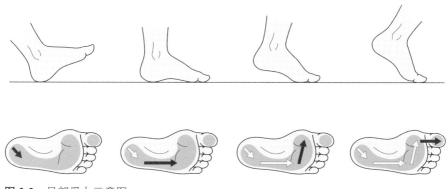

图 2-2　足部受力示意图

影像学检查

　　左足 X 线负重位正位片，第一跖骨与踇趾近节趾骨的长轴形成的踇外翻角为 36°，第一二跖骨间角增大为 13°，籽骨外侧移位（**图 2-3 长箭头**）。第二跖趾关节不清晰，第二跖骨远端与第二趾近节趾骨重叠（**图 2-3 三角箭头**）。

要点：负重位足部 X 线与踇外翻角

　　足部 X 线中的特定测量角度决定了踇外翻的严重程度，这些角度要在足部负重位像下进行测量[4]。图中为同一患者在非负重位（**图 2-4a**）和负重位（**图 2-4b**）下的测量角度对比，负重位时踇外翻角增加了 9°，第 1、2 跖骨间角增加了 3°。

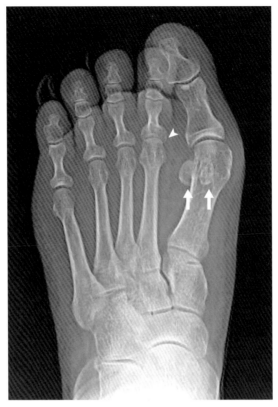

图 2-3 左足 X 线负重位正位片。长箭头为外侧移位的籽骨。三角箭头为第二跖趾关节

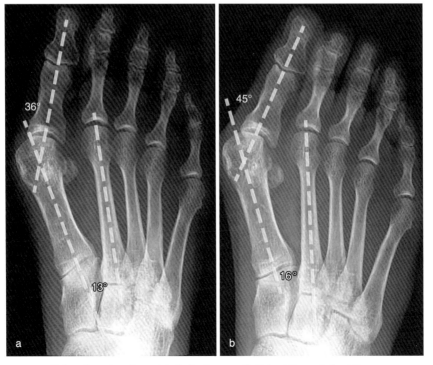

图 2-4 非负重位和负重位跗外翻角的对比。a 为非负重位，b 为负重位

治疗方案

诊断为踇外翻合并第二跖趾关节背侧脱位,保守治疗后疼痛无减轻,计划对踇外翻采用跖骨远端微创截骨术(distal linear metatarsal osteotomy, DLMO),对第二跖趾关节背侧脱位采用改良 Weil 截骨法(Lowell Scott Weil)进行矫正。

要点:手术方式的选择

踇外翻的手术方式选择没有统一的标准[5]。不同的国家、地区和医生选择的手术方式都是多种多样的,在学术会议上关于使用哪种手术方式的辩论也层出不穷。无论哪种手术方式,都有一定比例的复发或术后并发症的发生,有报告显示复发的概率约为 8%,术后并发症的概率约为 23%[6]。因此,手术方式的选择必须要在充分理解各种术式的优缺点、复发和并发症风险的基础上,并在与患者良好沟通后进行。在本中心,无论踇外翻何种严重程度,基本都采用具有微创和早期负重行走优点的 DLMO[7,8]。

手术详解

1. 手法矫正

首先在麻醉下确认第一跖趾关节是否可以徒手复位(**图 2-5a**)。无法完全复位时,徒手过度内翻将第一跖趾关节矫正(**图 2-5b**)。此时的技巧是将第一跖骨头向外侧推的同时,适当用力外翻踇趾,经常会导致近节趾骨外侧基底部发生撕脱性骨折(**图 2-5c 长箭头**)。相比麦氏法(McBride 法)等外侧软组织松解术,此法更微创。

2. 体位和标记

患者仰卧位,常规消毒铺单。DLMO 截骨时不使用止血带,Weil 截骨时需要使用。

触诊第一跖骨头部的内侧面,在距离跖骨头基底部以近约 5mm 的位置标记截骨线(**图 2-6a***)。以此线为中心,沿第一跖骨长轴做约 15mm 长的纵行皮肤切口标记(**图 2-6a†**)。然后在第二跖趾关节背侧做约 30mm 长的纵行皮肤切口标记(**图 2-6b**)。

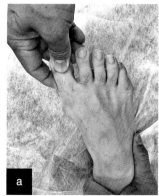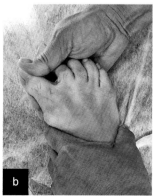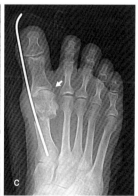

图 2-5　a. 徒手复位确认。b. 过度内翻矫正。c. 术后足 X 线正位片。箭头为撕脱性骨折

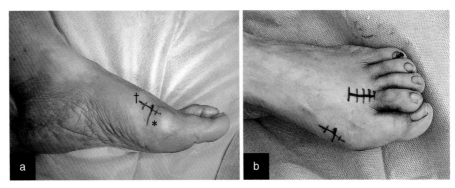

图 2-6 a. 内侧皮肤切口。b. 背侧切口标记。＊标记截骨线。†为皮肤切开线

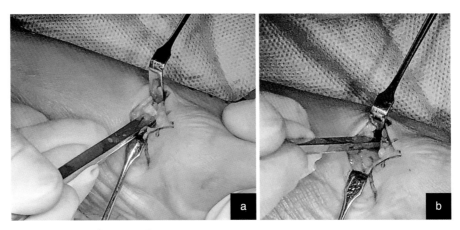

图 2-7 a. b. 剥离跖骨骨膜

3. DLMO

沿皮肤切口标记切开皮肤，剥离软组织，显露骨膜。纵向切开骨膜，用骨膜适当剥离子剥离跖骨背侧骨膜（**图 2-7**）。

要点：踇背内侧皮神经

术野周围分布有踇背内侧皮神经[9]。一旦受到损伤，术后会出现强烈的疼痛。因而在手术操作时要注意保护。

将直径 2mm 的克氏针紧贴跖骨头内侧的骨膜向远端推进，贯穿末节部的内侧皮肤（**图 2-8a**）。如若克氏针的位置紧贴趾甲，会引起疼痛，所以贯穿的位置要在距离趾甲内侧缘几毫米处。克氏针近端插入到截骨面稍远处（**图 2-8b**）。

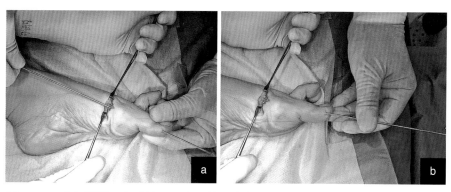

图 2-8　a. 向远端插入克氏针。b. 克氏针近端位置

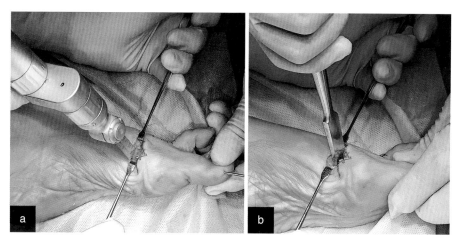

图 2-9　a. 微型摆锯截骨。b. 骨凿子完成截骨

于第一跖骨头基底部以近侧 5mm 处，使用微型摆锯垂直于第一跖骨长轴进行截骨（**图 2-9a**）。最外侧骨皮质用 10mm 宽的骨凿子凿开（**图 2-9b**）。

要点：截骨方向与跖骨长度

截骨的方向通常要垂直于第一跖骨长轴（**图 2-10a**）。如向近外侧方向截骨可以缩短第一跖骨的长度（**图 2-10b**），向远外侧方向截骨则可以延长第一跖骨的长度（**图 2-10c**）。

截骨后，以约 30° 范围反复旋转骨凿子，可顺利使截骨远侧部分断开并向外侧移位（**图 2-11**）。

将克氏针的近端紧贴到 3mm 宽的圆凿子（**图 2-12a**）的凹槽内（**图 2-12b 上图**），通过圆凿子的引导，很容易将克氏针插进截骨近端的跖骨髓腔内（**图 2-12b 下图，图 2-12c**）。

克氏针插入至第一跖骨髓腔的近端（**图 2-13a**）。这时，将踇趾维持在轻微的内翻且旋后的矫正位上[10]（**图 2-13b**）。

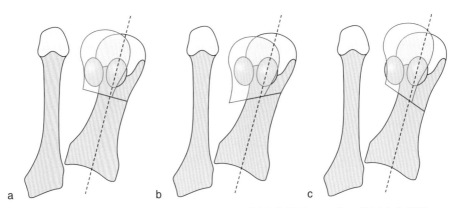

图 2-10 a. 垂直于骨轴的截骨方向。b. 向近外侧方向截骨。c. 向远外侧方向截骨

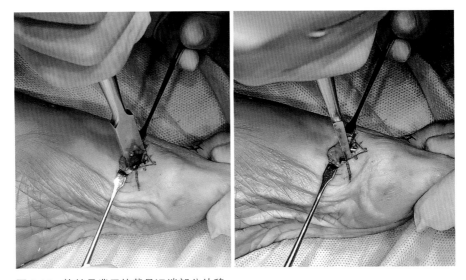

图 2-11 旋转骨凿子使截骨远端部分外移

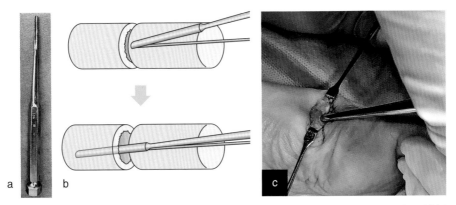

图 2-12 a. 圆凿子大体图。b. 引导克氏针插入截骨近端的示意图。c. 引导克氏针插入截骨近端

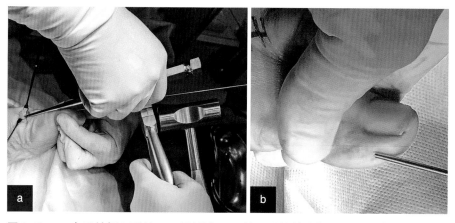

图 2-13　a. 克氏针插入到第一跖骨近端。b. 使蹈趾维持在轻微的内翻且旋后的矫正位上

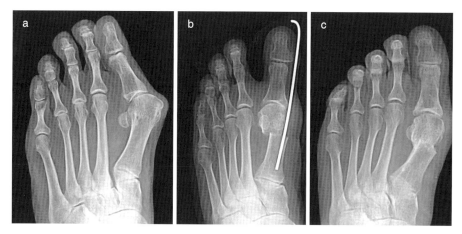

图 2-14　a. 术前籽骨外移。b. 术后籽骨复位。c. 随诊 X 线片

要点：籽骨的复位

为防止蹈外翻复发，籽骨应该实现解剖复位[10]。通过旋后蹈趾，大部分病例都可以复位籽骨[11]。在图 2-14 病例中，术前 X 线片中的蹈外翻角为 42°，属于重度蹈外翻，可见籽骨向外侧移位（图 2-14a）。术后的 X 线影像显示籽骨已恢复到正常位置（图 2-14b），术后 1 年随诊的 X 线影像（图 2-14c）显示蹈外翻角为正常范围内的 13°。

在确认克氏针近端插入位置满意后（图 2-15a），将克氏针的远端在距蹈趾出皮处约 1cm 折弯（图 2-15b），至弯曲部以远约 5mm 处切断（图 2-15c）。

要点：克氏针的处理

为防止克氏针向近端移动要折弯远端部分，为防止克氏针向远端拔出要用胶布将其固定在蹈趾上。

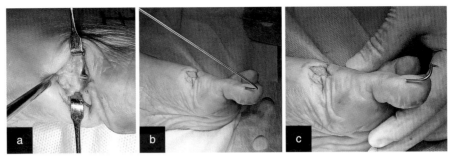

图 2-15 a. 克氏针插入到骨髓腔近端。b. 折弯克氏针。c. 切断克氏针

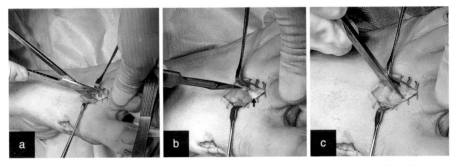

图 2-16 a. 切开与游离。b. 确定趾长伸肌腱。c. 切开骨膜。箭头为趾长伸肌腱

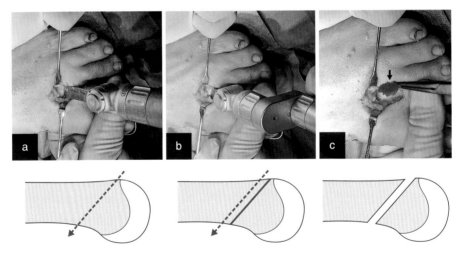

图 2-17 a. 第一次截骨。b. 第二次截骨。c. 短缩截骨。箭头为截骨片

4. 改良 Weil 截骨术

驱血后,将止血带的压力设定为收缩期血压 +150mmHg。

切开皮肤并剥离软组织(**图 2-16a**),确定趾长伸肌腱(**图 2-16b 箭头**)后,用拉钩向外侧牵引,显露第二跖骨头(**图 2-16b**)。使用 11 号尖刀纵向切开骨膜,剥离骨膜并显露皮质骨(**图 2-16c**)。

用微型摆锯于跖骨头关节囊附着部的近端水平截骨,将摆锯与第二跖骨干长轴成 45°角度向足底方向截骨(**图 2-17a**)。按预定短缩量,进行平行第一次截骨线的第二次截骨

（图 2-17b, c）。由于本病例短缩量为 3mm，所以在距第一次截骨线的近端 1mm 处进行了第二次截骨。

要点：Weil 截骨术原法的截骨位置

原 Weil 截骨是通过向足底侧截骨使跖骨长度短缩的术式（图 2-18a）。另一方面，跖骨头向足底侧移动会短缩与足底部皮肤之间的距离，有可能在同部位形成胼胝（图 2-18b）[12, 13]。为避免这种情况出现，作者进行了如上记载的短缩截骨术。考虑到锯片本身的厚度，切除厚度相当于目标短缩量减去 2mm。

将直径 1.5mm 的克氏针从末节趾骨远端经皮刺入，对截骨部位进行徒手复位后，克氏针按经趾骨、跖骨头、第二跖骨的顺序进行贯穿固定（图 2-19a）。之后，再从跖骨头外侧经皮置入另一根 1.5mm 的克氏针交叉固定（图 2-19b）。

使用术中 X 线拍片来确认截骨矫形的情况以及克氏针的位置（图 2-20a），缝合皮肤结束手术（图 2-20b）。

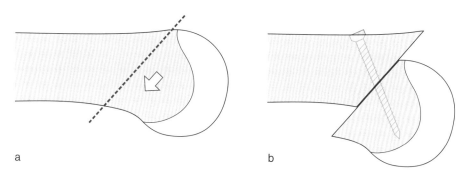

a   b

图 2-18　a. 截骨线图示。b. 螺钉固定图示。箭头为跖骨头短缩下移方向

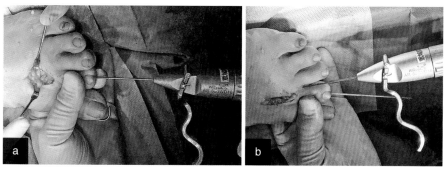

图 2-19　a. 克氏针贯穿固定。b. 克氏针交叉固定

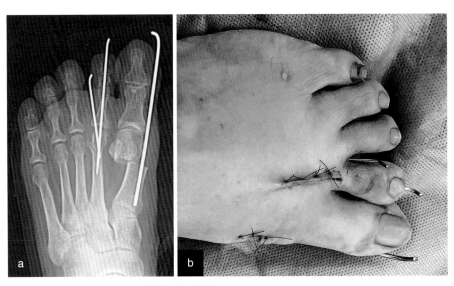

图 2-20 a. 术中拍片。b. 缝合后的大体照片

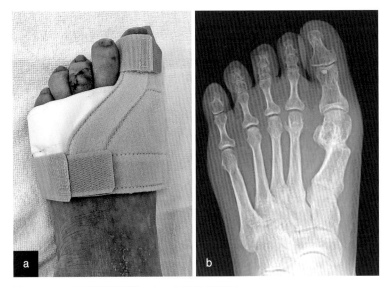

图 2-21 a. 跗外翻矫形器。b. 术后 X 线随访

术后

术后采用弹力绷带包扎固定 2 天，手术第 1 天开始以足跟着地到脚掌着地（heel strike to foot flat）的方式进行步行。术后第 3 周拔除克氏针，仅在夜间使用跗外翻矫形器（图 2-21a）。术后第 6 周由于已有骨痂形成，开始使用碳纤维足踝矫正器（toe-off）。术后第 12 周 X 线拍片显示截骨部位已充分愈合（图 2-21b），可以无痛地正常行走。临床可见轻微跗外翻，但跗趾活动范围正常，胼胝体也消失了。

特殊病例

1. 合并小趾内翻的病例

对于合并小趾内翻的病例（图 2-22a），同样采用 DLMO 截骨术进行小趾内翻矫正（图 2-22b）。由于第五跖骨比第一跖骨的直径小，因此使用直径为 1.6mm 的克氏针通过髓腔，再将直径为 1.5mm 的克氏针交叉固定以保证截骨处的稳定。术后第 3 周拔除踇趾的克氏针，术后第 4 周拔除第五趾的克氏针（图 2-22c）。

2. 针对术后复发的 DLMO 方法

DLMO 方法对踇外翻术后复发的病例（图 2-23a）也有效。手术方式与普通 DLMO 截骨术相同（图 2-23b），术后第 3 周拔克氏针后拍片可见踇外翻畸形纠正满意（图 2-23c）。

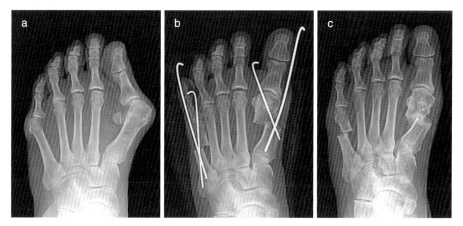

图 2-22　a. 合并小趾内翻的病例。b. 小趾 DLMO 截骨术。c. 术后 X 线随访

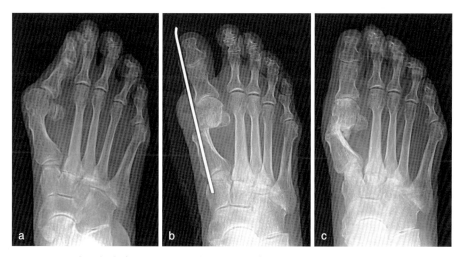

图 2-23　a. 术后复发病例。b. 翻修术后即刻影像图。c. 翻修术后 X 线随访

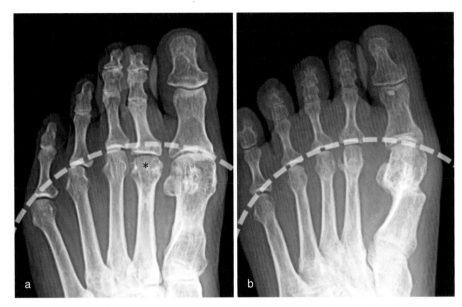

图 2-24　a. 外院术后病例影像。b. 第一跖骨远端到第五跖骨远端排列成圆弧状。＊为第二跖骨头

要点：跖骨截骨术时的注意事项

图 2-24a 为外院做的姆外翻病例,该病例合并第二跖骨转移性跖痛,矫形术后因出现第三跖骨转移性跖痛,经介绍到本中心就诊。足 X 线正位片可见第二跖骨被过度截短,第二跖骨头距圆弧虚线约 5mm(**图 2-24a**)。在进行跖骨截骨时,要注意截骨的长度,应保持从第一跖骨远端到第五跖骨远端排列成圆弧状(**图 2-24b 虚线**),否则突出部很可能会产生新的痛性胼胝。

3. 重度姆外翻是否适用 DLMO 截骨术?

DLMO 截骨术是跖骨远端截骨术中的一种,以前认为对第一二跖间角较大的重度姆外翻的病例不适用。但是,自从接受须田康文教授(日本国际医疗福祉大学)的将远侧截骨的近端向外侧脱离移位的建议后,笔者对于重度姆外翻也开始采用 DLMO 截骨术。

术前足负重位 X 线正位片显示第一二跖间角为 15°,姆外翻角为 45°,属于重度姆外翻(**图 2-25a**)。术后的 X 线影像显示远侧截骨的近端向外侧脱离移位(**图 2-25b**)。术后第 3 周(**图 2-25c**)拔除克氏针,术后第 6 周可见骨痂形成(**图 2-25d**),术后第 12 周截骨处实现了愈合(**图 2-25e**)。第一二跖间角和姆外翻角分别改善至 3° 和 15°。

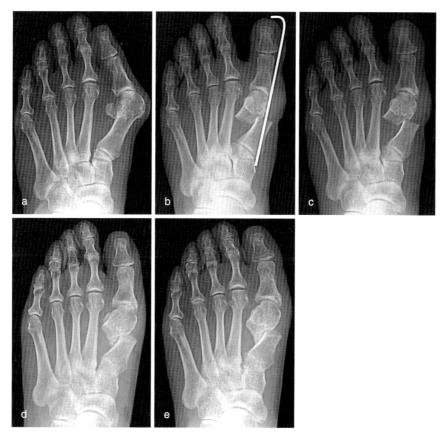

图 2-25 　a. 术前影像。b. 术后即刻影像。c. 术后 3 周影像。d. 术后 6 周影像。e. 术后 12 周影像

参考文献

1）Torkki M, et al.：Surgery vs orthosis vs watchful waiting for hallux valgus. A randomized controlled trial. JAMA. **285**： 2474-2480, 2001.

2）Ferrari J, et al.：Interventions for treating hallux valgus（abductovalgus）and bunions. Cochrane Database Syst Rev. **15**： CD000964, 2009.

3）Inmann VT：Hallux valgus：A review of etiologic factors. Orthop Clin North Am. **5**：59-66, 1974.

4）King DM, et al.：Associate deformities and hypermobility in hallux valgus：An investigation with weightbearing radio-graphs. Foot Ankle Int. **25**：251-255, 2004.

5）Easley ME, et al.：Current concepts review：hallux valgus part II：operative treatment. Foot Ankle Int. **28**：748-758, 2007.

6）Harb Z, et al.：Adolescent hallux valgus：a systematic review of outcomes following surgery. J Child Orthop. **9**：105-112, 2015.

7）井口　傑. 遠位骨切り術 DLMO 法. 山本晴康編. 足の外科の要点と盲点. 文光堂：pp256-259, 2006.

8）須田康文. 中足骨遠位骨切り術-DLMO 法. 須田康文編. MB Orthop vol23. 全日本病院出版会：27-34, 2010.

9）Dalmau-Pastor M et al.：An anatomical study of nerves at risk during minimally invasive hallus valgus surgery. J Vis Exp. **17**：（132）, 2018.

10）Okuda R, et al.：Postoperative incomplete reduction of the sesamoids as a risk factor for recurrence of hallux valgus. J Bone Joint Surg Am. **91**：1637-1645, 2009.

11）Okuda R, et al.：Supination stress of the great toe for assessing intraoperative correction of hallux valgus. J Orthop Sci. **17**：129-135, 2012.

12）Weil LS：Weil head-neck oblique osteotomy：technique and fixation. Presented at techniques of osteotomies on the fore-foot. Bordeaux（France）, October 20-22, 1994.

13）Trnka HJ, et al.：Comparison of the results of the Weil and Helal osteotomies for the treatment of metatarsalgia secondary to dislocation of the lesser metatarsophalangeal joints. Foot Ankle Int. **20**：72-79, 1999.

第3章

踝关节后方撞击综合征的镜下手术治疗

病史

女性，30 岁，芭蕾舞演员。10 年前后足部开始出现于踝关节跖屈时的疼痛。因疼痛加重 1 年，到本中心就诊。

体格检查

踝关节的活动范围无明显受限，最大程度跖屈时诱发后足部疼痛。姆长屈肌腱（flexor hallucis longus，FHL）应力试验时在内踝后方可触及疼痛性弹响（图 3-1）。

要点：FHL 应力试验

FHL 应力试验[1]是用于判断姆长屈肌腱在后足部是否存在病变的方法。当踝关节极度跖屈时，检查者的姆指施加阻力于患足姆趾跖侧，患足的趾间关节会自动弯曲（图 3-1†）。这时，如患者主诉后足部疼痛，或者检查者的另一只姆指置于内踝后方触及弹响，为阳性（图 3-1‡）。

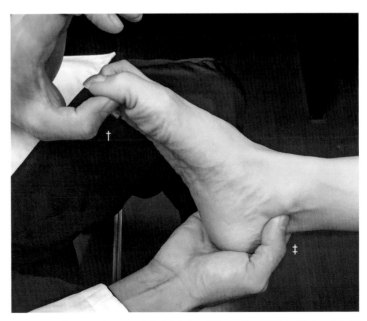

图 3-1　姆长屈肌腱（FHL）应力试验。†为姆趾跖侧施加阻力。‡为触诊内踝后方

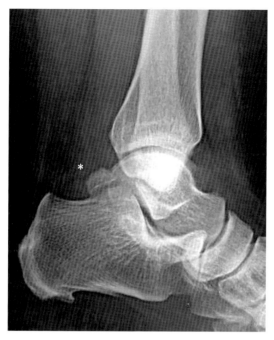

图 3-2 后足三角骨的 X 线图像

影像学检查

X 线足侧位片上可见距骨后方存在直径 15mm 的三角骨（**图 3-2**）。

治疗方案

诊断为踝关节后方撞击综合征（posterior ankle impingement syndrome，PAIS），计划进行后足关节镜下手术。

要点：踝关节后方撞击综合征

以往常认为踝关节后方疼痛的主要病因是痛性三角骨，但随着关节镜手术的普及，发现仅由三角骨引起踝关节后方疼痛的病例很少，常常发现姆长屈肌腱损伤和距骨后部软骨损伤等各种因素合并引起后足疼痛。近年来，这些统称为"踝关节后方撞击综合征"[2]。

要点：PAIS 的两种类型关节镜手术

PAIS 的关节镜手术有两种方法：距下关节镜手术[3]和后足关节镜手术[4]。两者在手术时间、临床评分、恢复运动时间和患者满意度等方面无显着差异[5]。作者于 2003 年跟随 Beat Hintermann 教授（**图 3-3 中**）和 Niek van Dijk 教授（**图 3-3 左**）学习后开展后足关节镜手术，后者是后足关节镜手术的先驱。

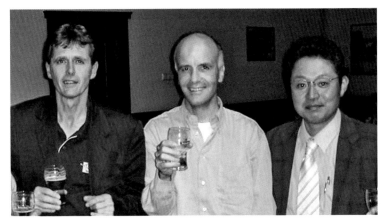

图 3-3　作者与 Beat Hintermann 教授和 Niek van Dijk 教授

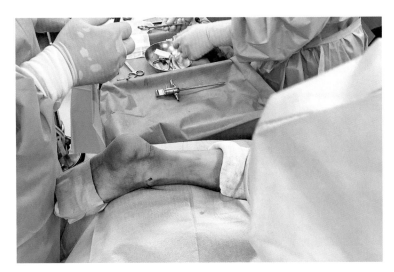

图 3-4　手术体位

手术详解

1. 体位

患者俯卧位, 放置垫子使患肢抬高 20cm。使用止血带进行手术 (图 3-4)。

2. 入路

创建后内侧入路, 通过内踝远端 (图 3-5*) 做足底平面的平行线 (图 3-5a), 该线与跟腱内侧约 3mm 交叉处标记 5mm 的纵行皮肤切口 (图 3-5b†)。

创建后外侧入路, 通过外踝远端 (图 3-6*) 做足底平面的平行线 (图 3-6a), 于该线与跟腱外侧约 3mm 交叉处, 再向近端 5mm 处标记纵行皮肤切口 (图 3-6b†)。

后外侧入路周围有腓肠神经走行, 后内侧入路周围有胫神经和胫后动脉走行 (参照后文 "要点: 后足关节镜手术中应注意神经血管束损伤")。沿着切口标记仅切开真皮 (图 3-7), 向第二足趾方向插入一个直蚊式钳 (图 3-8*, †), 在触及三角骨的同时钝性分离周围软组织, 创造一个操作空间 (图 3-9 白色区域)。

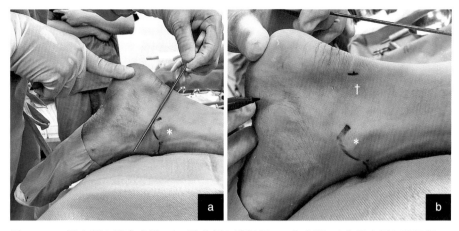

图 3-5　a. 后内侧入路参考线。b. 后内侧入路标记。＊为内踝。†为后内侧入路标记

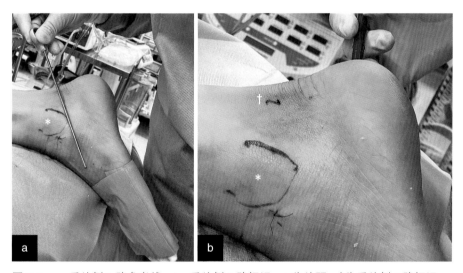

图 3-6　a. 后外侧入路参考线。b. 后外侧入路标记。＊为外踝。†为后外侧入路标记

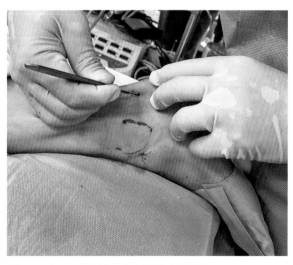

图 3-7　切开后外侧入路皮肤的真皮层

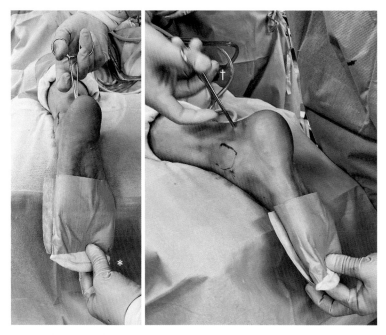

图 3-8 插入直蚊式钳。＊为第二足趾。†为直蚊式钳

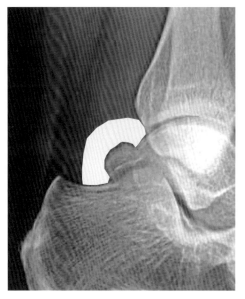

图 3-9 经后外侧入口创造操作空间。白色区域为操作空间

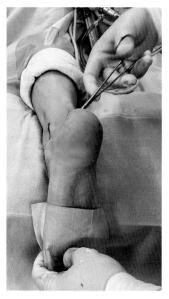

图 3-10 经后内侧入口继续制作操作空间

随后，再从后内侧入口插入直蚊式钳，在三角骨周围继续将软组织钝性剥离，继续扩大操作空间（**图 3-10**）。

在本术式中，基本上后外侧入口是观察入口，后内侧入口是操作入口。使用直径 4mm、30°的关节镜，从后外侧入口向第二足趾方向插入关节镜套筒（**图 3-11a**），取出钝棒，然后将关节镜插入套筒内（**图 3-11b**）。

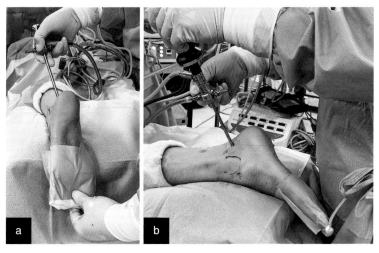

图 3-11　a. 插入关节镜套筒。b. 关节镜插入套筒内

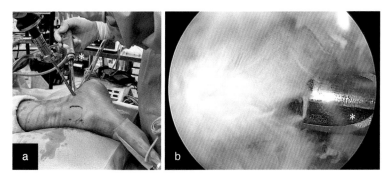

图 3-12　a. 后内侧入口插入刨刀。b. 刨削三角骨周围的软组织。* 为刨刀

　　为了清理操作空间和确保良好的视野,通过后内侧入口(图 3-12a)插入直径 3.5mm 的刨刀(图 3-12*),刨削三角骨周围的软组织(图 3-12b)。

要点 : 合并有距后三角骨的病例

　　后足关节镜手术中,为了防止胫神经和胫后动脉的损伤,首先要识别 FHL,手术操作要保持在 FHL 的外侧进行。另一方面,如本例所示,在具有距后三角骨的情况下,FHL 于三角骨的前方走行,如不切除三角骨就很难显示前者。因此,首先要识别三角骨,切除后再识别 FHL。

要点 : 引导刨刀进入关节镜视野的技术

　　为防止血管神经损伤,刨刀使用时必须始终在镜下视野内。为了方便将刨刀的尖端引导到镜下视野内,使用刨刀尖端接触关节镜的套筒并向远端滑动是个简易的方法(图 3-13)。

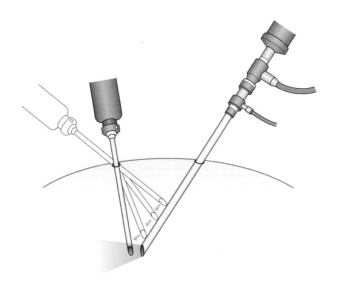

图 3-13 引导刨刀进入关节镜视野的技术

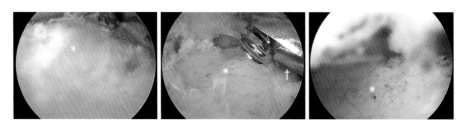

图 3-14 磨钻磨薄三角骨。＊为三角骨。†为磨钻

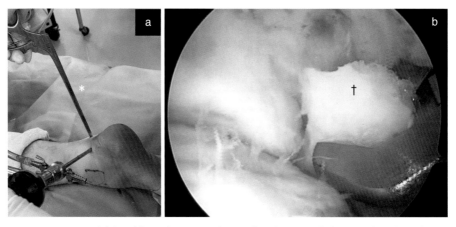

图 3-15 a. 从后内侧入路插入咬钳。b. 咬钳切除三角骨。＊为咬钳。†为三角骨碎片

使用直径为 4.5mm 的磨钻（图 3-14†），从表层到深层逐渐磨薄三角骨（图 3-14＊）。

将三角骨磨薄到残余约 5mm 的厚度后，从后内侧入口（图 3-15）插入上弯咬钳（图 3-15＊），一块一块地切除三角骨（图 3-15b†）。

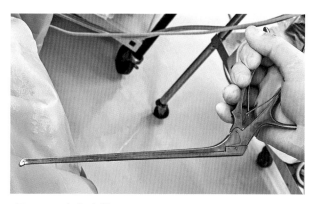

图 3-16　上弯咬钳

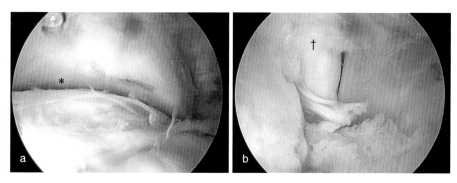

图 3-17　a. 显露距下关节。b. 显露 FHL。* 为距下关节。† 为 FHL

要点：必备的上弯咬钳

上弯咬钳（图 3-16，田中医科器械制作所）是一种不仅可以去除软组织，还可以去除骨组织的钳子，是笔者进行关节镜手术不可缺少的工具。特别是在后足镜下手术中，屈肌腱支持带的切断在技术上是比较困难的[6]，但使用这种钳子可以相对容易和确切地操作。

切除三角骨后，关节镜下可以看到距下关节（图 3-17a*）。使用刨刀小心清除距下关节内侧近端的软组织，识别 FHL（图 3-17b†）。

要点：后足关节镜手术中应注意神经血管束损伤

在跟腱内侧，胫后动脉和胫神经（图 3-18*）在 FHL 的内侧（图 3-18†）走行。因此，如果镜下识别 FHL 并始终在其外侧进行操作，可以避免神经血管损伤。后外侧入路周围有腓肠神经走行（图 3-18‡）。因为在大多数情况下腓肠神经沿着腓骨肌腱的后缘走行，所以在距跟腱外侧缘不超过 5mm 处创建一个后外侧入路，可以避免腓肠神经损伤的风险。

切除 FHL（图 3-19a*）周围增生的滑膜后，将关节镜指向下方以识别屈肌支持带（图 3-19a†），使用上弯咬钳（图 3-19b‡）切断屈肌支持带（图 3-19b，c）。

使用磨钻（图 3-20a†）将肥大的距骨后外侧突（图 3-20a*）部分切除，直到 FHL（图 3-20b‡）无阻力地滑动。

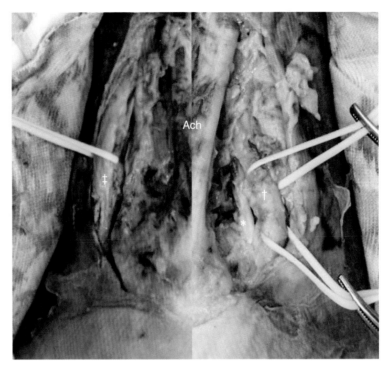

图 3-18 神经血管解剖。Ach，跟腱。* 为胫后动脉和胫神经。† 为 FHL。‡ 为腓肠神经。

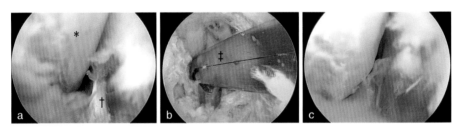

图 3-19 a. 显露屈肌支持带。b. 切断屈肌支持带。c. 屈肌支持带切断后。* 为 FHL。† 为屈肌支持带。‡ 为上弯咬钳

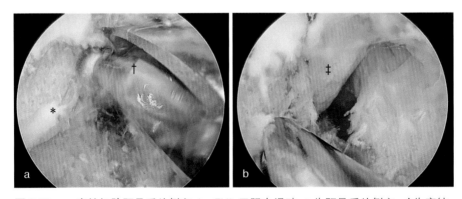

图 3-20 a. 磨钻切除距骨后外侧突。b. FHL 无阻力滑动。* 为距骨后外侧突。† 为磨钻。‡ 为 FHL

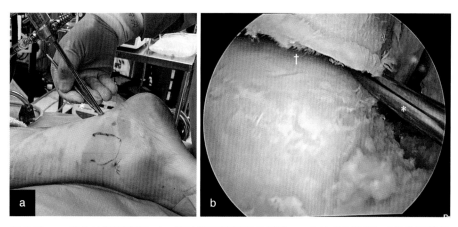

图 3-21　a. 插入神经剥离子。b. 确认距下关节充分滑动。＊为神经剥离子。†为距下关节

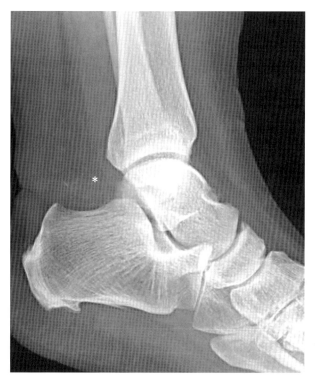

图 3-22　术后 X 线检查。＊示三角骨消失和距骨后外侧突部分切除

最后，将神经剥离子（图 3-21＊）插入距下关节（图 3-21b†），确认关节充分滑动。

术后治疗

术后第 1 天开始，在双拐辅助下进行完全负重的步行训练，术后第 2 天如无疼痛可以进行自由行走。术后第 2 周开始舞蹈训练，术后第 4 周恢复登台舞蹈表演。

术后踝关节 X 线检查显示距后三角骨已消失，肥大的距骨后外侧突部分切除（图 3-22＊）。

参考文献

1）Takao M：Posterior ankle and hindfoot arthroscopy. Modern arthroscopy, Part 5, Chapter 14. INTECH（Croatia）：pp287-302, 2011.
2）Maquirriain J：Posterior ankle impingement syndrome. J Am Aca Orthop Surg. **13**：365-371, 2005.
3）Williams MM, et al.：Subtalar arthroscopy：indications, technique, and results. Arthroscopy. **14**：373-381, 1998.
4）van Dijk CN, et al.：A 2-portal endoscopic approach for diagnosis and treatment of posterior ankle pathology. Arthroscopy. **16**：871-876, 2000.
5）Ahn JH, et al.：Arthroscopic versus posterior endoscopic excision of a symptomatic os trigonum：a retrospective cohort study. Am J Sports Med. **41**：1082-1089, 2013.
6）Keeling JJ, et al.：Endoscopic flexor hallucis longus decompression：a cadaver study. Foot Ankle Int. **28**：810-814, 2007.

第 **4** 章

足底跖腱膜炎的镜下手术治疗

男性,50岁,上班族。每天慢跑20公里,持续30年左右。1年前开始出现左足跟部疼痛,主要为起床和开始活动时发生,之后逐渐出现走步时疼痛。因慢跑时也开始疼痛,于当地医院就诊,诊断为足底跖腱膜炎,接受口服抗炎镇痛药和足底鞋垫的保守治疗方法。但由于疼痛不改善,经介绍来我中心就诊。

要点:抗炎镇痛药的治疗效果

足底跖腱膜炎不是单纯的炎症,疼痛与足底跖腱膜自身的变性有关[1],抗炎镇痛药往往不起作用。

体格检查

足部无明显畸形,跟骨结节跖内侧突起有压痛。在踝关节背伸位时背伸踇趾,引发足跟部位疼痛的卷扬机试验(Windlass test)阳性。卷扬机试验的特异性非常高[2],但敏感性很低。在本中心,足底跖腱膜炎患者卷扬机试验的阳性率为50%。

影像学表现

跟骨的X线侧位片发现跟骨结节跖侧的骨赘(图4-1)。

要点:跟骨骨赘切除

关于跟骨骨赘是否为跟痛症的致病原因一直争论不休。研究发现50%的跖腱膜炎病例中出现跟骨骨赘,但跟骨骨赘也存在于19%的无症状人群中,因此很多研究认为跟骨骨赘与跟痛症没有关联[3-5]。2009年发表的一篇系统回顾和荟萃分析文章明确了跟骨骨赘与跟痛症的发病有着明显的关联[6],手术时跟骨骨赘应该切除。

在超声波检查中,足底跖腱膜在跟骨附着部附近的厚度约4.7mm(图4-2),多普勒成像中未发现血流增加。

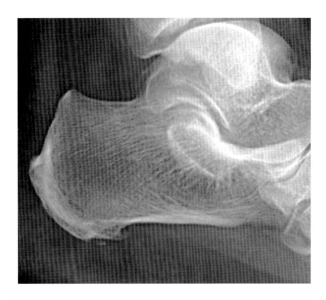

图 4-1 跟骨 X 线侧位片

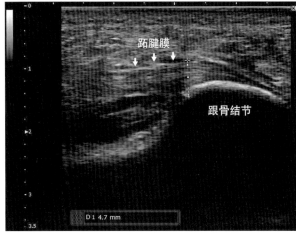

图 4-2 跖腱膜的超声表现

要点：超声波检查

　　超声波检查发现，患侧的足底跖腱膜比正常侧跖腱膜平均增厚 2.16mm；厚度 4mm 以上的跖腱膜往往有明显的跟痛症表现[7,8]。足底跖腱膜炎是以跖腱膜自身的变性为主，所以不一定会在彩色多普勒像中出现血液流动增加。

治疗方案

　　足底跖腱膜炎一经诊断，首先进行 3 个循环的隔周足部拉伸锻炼和体外冲击波疗法。对于疼痛暂时减轻，但是几天后又恢复到了治疗前状态的患者，可计划实施关节镜下足底跖腱膜部分切断和跟骨骨赘切除术。

要点：保守治疗

　　包括足底拉伸和体外冲击波的保守疗法对足底跖腱膜炎有明显治疗效果[9-14]，治愈率约为 80%[9]。肾上腺皮质类固醇的局部封闭治疗也可以用于足底跖腱膜炎，治疗后 1 个月，有明显的止痛效果,但 6 个月后往往疼痛复发[12]。激素局部封闭治疗会引起跖腱膜的继发性部分断裂,导致长期和持续的难以忍受的足底疼痛[15]。因此局部封闭治疗往往在不得已的情况下使用,例如运动员在面临重要比赛时的暂时止痛情况。但施行者必须充分理解其危险性,向患者解释说明,经其同意后方可使用。

要点:体外冲击波

外冲击波作为尿路结石的碎石技术于 20 世纪 80 年代开始使用,2000 年以后开始应用于骨科领域,2012 年作为足底跖腱膜炎的治疗方法正式被医疗保险录入。体外冲击波通过神经末端的破坏[16]和促神经传达物质的传导抑制来缓解慢性疼痛[17]。此外,体外冲击波可刺激细胞和细胞外基质,促进各种生长因子和细胞分化因子的产生,诱导组织的修复和再生[18,19]。另外,体外冲击波通过抑制炎症反应,可具有直接消炎作用[20]。本中心针对难治性足底跖腱膜炎的病例首先采用体外冲击波疗法,其有效率约为 50%。

要点:富血小板血浆疗法

富血小板血浆(platelet rich plasma, PRP)是由自身血液制成的一种生物学制剂。根据日本相关法规,属于再生医疗的 PRP 疗法是管制的对象,只有经厚生劳动省批准的医疗单位才能实施。作者所在中心于 2018 年申请后经正式批准开始临床应用。

通过一些随机对照的研究证明,PRP 对足底跖腱膜炎具有明显的治疗效果[21-27]。另一方面,PRP 的生成方法没有统一化,根据机器的不同,生成方法和浓缩方法也不同。此外,PRP 生成前的血液成分也因患者不同和同一患者的采集时间不同而异,影响治疗效果[28]。本中心的治疗效果也因患者而异,有效率约为 50%。明确 PRP 的最有效成分是今后的重要研究方向。

要点:关节镜下治疗足底跖腱膜炎的适应证

足底跖腱膜炎的鉴别诊断包括脂肪垫萎缩综合征(fat pad syndrome)、踝管综合征和足底跖腱膜纤维瘤(Ledderhose 病)等。关节镜下足底跖腱膜部分切断对这些疾病无效,所以在术前需要正确进行鉴别诊断。

手术详解

1. 术前准备

术前使用 C 臂 X 线透视,在跟骨结节跖内侧缘的前方 10mm、上方 5mm 处标记关节镜入口的位置(图 4-3)。

要点:足底跖腱膜炎的关节镜手术治疗

足底跖腱膜炎的关节镜手术与开放手术相比,关节镜手术治疗术后的患者可以早期康复回归社会,具有良好的治疗效果[29-30]。传统的开放式是从足底跖腱膜和皮肤之间的跖腱膜浅层入路进行操作[31]。由于视野狭窄,很难确认是否能将足底跖腱膜全层切断。另外,跟骨骨赘也难以彻底切除。与此相对,关节镜手术采用跖腱膜深层入路,能够确保良好的视野和充分的操作空间[32-34],确切地全层切断跖腱膜和彻底切除跟骨骨赘,术后患者可以早期回归社会。关节镜手术的并发症发生率为 41%(开放手术为 58%),其中切口的延迟愈合和小脚趾外展肌麻痹等轻度并发症的发生率虽然为 20% 左右[30],但是没有严重的并发症发生。

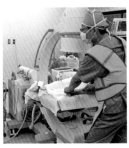
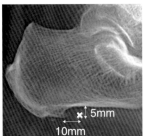
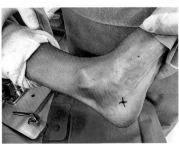

图 4-3　术前透视定位关节镜入路

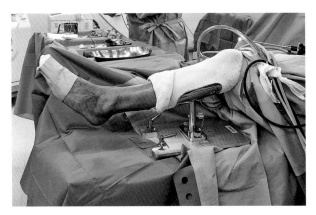

图 4-4　体位

2. 体位

患者仰卧位，小腿用支架支撑，抬高约 15cm（**图 4-4**）。常规消毒和铺单，驱血后，将气囊止血带的压力设定为收缩期血压 +100~150mmHg。

3. 内侧入路操作

在足跟部的内侧入路标记处做约 5mm 的纵向切开（**图 4-5**）。

要点：皮肤切开

沿神经的走行方向上切开皮肤。只切开真皮层，深部组织通过蚊式钳保护性地钝性游离，从而避免神经损伤。

4. 制造操作空间

足底跖腱膜的背侧和跟骨前壁包围的空间内充斥着趾短屈肌，因此没有间隙，需要制造出用于镜下操作的空间（**图 4-6a**）。用直蚊式钳触到足底跖腱膜的背侧面和跟骨前壁，钝性游离足底跖腱膜和跟骨前壁的内侧 1/2 部分（**图 4-6b**）。

要点：蚊式钳钝性游离

在没有间隙的部位做关节镜下治疗，制造操作空间很重要。诀窍是用蚊式钳的前端触及操作空间的界限（**图 4-7**）：跟骨前壁（红线），骨赘上缘（蓝线），足底跖腱膜背侧面（绿线）。术者在头脑里形成操作空间（白色部分）的三维立体图像，然后进行游离操作，制造操作空间。

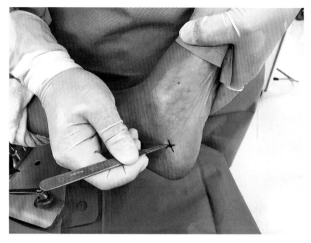

图 4-5　切开内侧入路

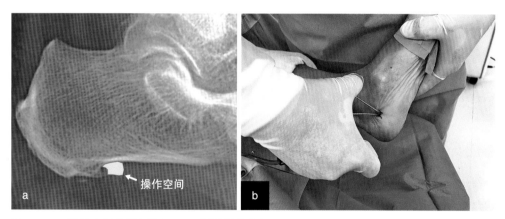

图 4-6　a. 操作空间的解剖位置。b. 制造操作空间

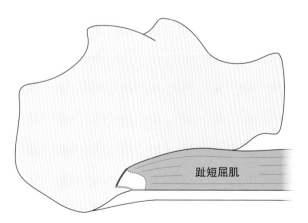

图 4-7　操作空间示意图

5. 外侧入路的操作

从内侧入路平行于脚底插入直径 4mm 关节镜的钝棒，与足底横轴成 15° 角偏向足趾的外前方向插入，直到跟部后外侧皮下（**图** 4-8a）。在皮肤膨隆处纵向切开 3mm（**图** 4-8b，c），使钝棒贯穿皮肤（**图** 4-8d，e）。

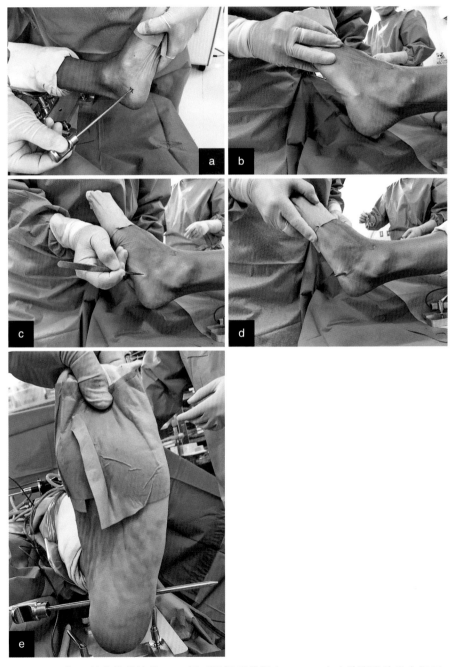

图 4-8　a. 插入关节镜的钝棒。b. 插到跟部后外侧皮下。c. 在皮肤膨隆处纵向切开。d，e. 钝棒贯穿皮肤

要点：钝棒的插入方向

　　将钝棒沿足底横轴约 15° 脚趾方向插入，从外侧入路插入的关节镜形成俯视跟骨前壁的角度，容易观察骨赘和足底跖腱膜的附着部。避免将关节镜的插入斜向角度过大，否则会导致关节镜的操作变得困难，难以得到良好的视野。

6. 插入关节镜

　　使用直径 4mm、30° 的关节镜。把关节镜的钝棒作为向导，从外侧入路向内侧入路插入关节镜的外套筒（图 4-9a）。拔掉钝棒后（图 4-9b），将关节镜插入外套筒（图 4-9c）。本术式外侧入路成为观察入路（viewing portal），内侧入路成为操作入路（working portal）。

要点：观察入路和操作入路

　　镜下手术，将距离病变部位远的入路作为观察入路，近的入路作为操作入路，这样会使手术操作变得容易。

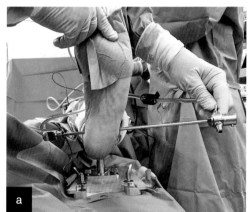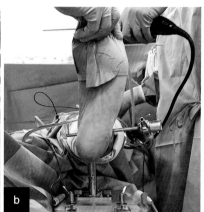
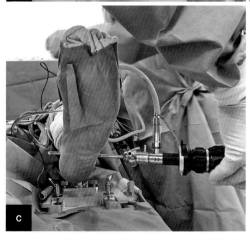

图 4-9　a. 插入关节镜的外套筒。b. 拔掉钝棒。c. 关节镜插入外套筒

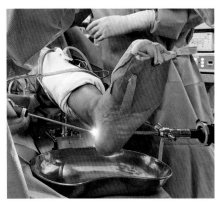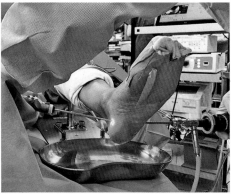

图 4-10 引导刨刀

> **专栏 ◆ 更换关节镜直径型号改变视野**
>
> 作者以前用的是直径 2.7mm、30° 的关节镜，后来奈良医科大学的田中康仁教授建议使用直径 4mm 的关节镜，外筒本身能起到扩展器的作用，能得到更好的视野，所以作者此后一直使用直径 4mm 的关节镜。

7. 引导刨刀进入关节镜视野

为了使操作空间廓清，需要从内侧入路插入直径 3.5mm 的刨刀。不过，在操作空间中引导刨刀的前端到关节镜的视野内是很困难的，首先关节镜的前端要插到内侧入路，引导刨刀一点点朝向操作空间移动（**图 4-10**）。

8. 扩大操作空间

镜头对着跖腱膜和跟骨前壁，在关节镜的视野内使用刨刀（**图 4-11a**）。为了确保良好的视野，最小限度刨掉部分趾短屈肌（**图 4-11b**）。

要点：确定正确位置

趾短屈肌的肌肉，只存在于跖腱膜背侧和跟骨前壁包围的空间。因此，如果在关节镜的视野中确认红色的肌肉（**图 4-11b**），说明关节镜前端位于正确的位置。

要点：镜头图像固定

通过固定镜头和光源电缆的位置，可以更容易地把握各组织的位置关系。在本中心，镜头的朝向是足背方向，镜下显示跟骨前壁方向。由此，显示器图像上方是足背方向，下方是足底方向，水平方向的关节镜朝向后方（关节镜像的黑色边缘的切口），相反一侧为前方（脚趾方向）。

要点：趾短屈肌部分切除的风险

跖腱膜背侧和跟骨前壁包围的空间充满了趾短屈肌的肌腹（**图 4-12***）。本术式切除的肌腹量（**图 4-12a†**）为整体的 1/10 左右，作者在术后没有发现爪形趾等与肌腹部分切除有关的畸形。

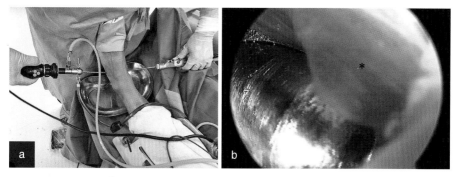

图 4-11　a. 刨刀和镜头方向。b. 刨掉部分趾短屈肌

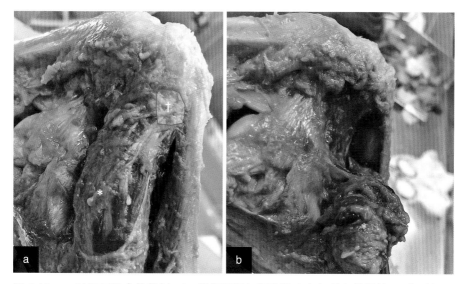

图 4-12　a. 趾短屈肌大体解剖。b. 趾短屈肌与跖腱膜止点切断向前翻转。＊为趾短屈肌。†为切除的趾短屈肌范围

9. 确认跟骨前壁

首先显露出跟骨前壁作为地标,用刨刀的顶端碰到跟骨前壁(**图 4-13**),确认硬的骨性部位,通过刨除软组织很容易实现。

10. 跟骨骨赘的显露和切除

跟骨骨赘(**图 4-14**＊)的背侧面与跖腱膜的背侧面连续,使用钩刀完全剥离跖腱膜于跟骨骨赘的附着处,直到骨赘的外侧缘为止,充分显露跟骨骨赘。此后,使用直径 4.0mm 的磨钻从内侧向外侧切除骨赘(**图 4-15**)。

11. 跖腱膜的部分切断

将跖腱膜(**图 4-16a**＊)内侧的 1/3~1/2,使用钩刀向跖底侧切断全层至脂肪组织露出为止(**图 4-16b**)。跟骨骨赘在大部分的例子中都存在于跖腱膜的内侧 1/2,如果跟骨骨赘存在,则将跖腱膜切断至骨赘的外侧缘。在跟骨骨赘不存在的例子中或骨赘延伸到外侧的情况下,当镜下钩刀的绿色读数部分从内侧入路刚刚显露时,钩刀前端的位置大致位于跖腱膜内侧 1/3 处,以此为目标确定切断范围。

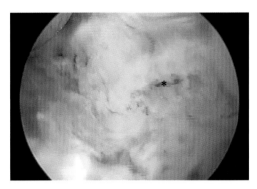

图 4-13 镜下跟骨前壁。＊为跟骨前壁

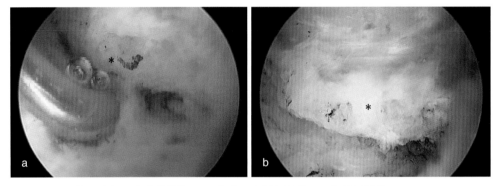

图 4-14 a. 钩刀剥离跖腱膜附着处。b. 充分显露跟骨骨赘。＊为跟骨骨赘

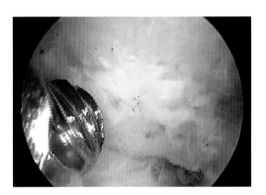

图 4-15 磨钻切除跟骨骨赘

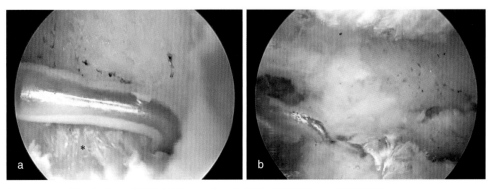

图 4-16 a. 钩刀切断跖腱膜的范围。b. 钩刀切断全层跖腱膜。＊为跖腱膜

要点：足底跖腱膜的切断方向

跖腱膜（**图 4-17 黄色标记部分**）的切断方向应该是垂直向下的。而初学者容易出现倾斜向后方向切断的问题，导致底侧的脂肪组织不露出而变得焦急，所以一定要注意切断的方向（**图 4-17**）。

要点：确切切断足底跖腱膜

需要切断的跖腱膜必须全层和彻底地切开，不能残留。如果有残留的纤维，张力会集中在该部位产生难以忍受的疼痛。内侧入口附近的纤维（**图 4-18***）容易残留，请注意。可将光源电缆朝向上，以关节镜前端的方向为底侧，用探钩探查切口附近的组织，仔细观察有无残留纤维（**图 4-19a***），予以确切切断（**图 4-19b**）。

要点：跖腱膜的切断长度

足底跖腱膜炎需切断足底跖腱膜的内侧部，如果切断全部（**图 4-20 白色双箭头范围**）的50% 以上（**图 4-20***），则术后会产生平足畸形或外侧柱疼痛[35,36]。因为足底跖腱膜的宽度约为25mm，所以本中心将切断长度设为内侧 10mm 以内。

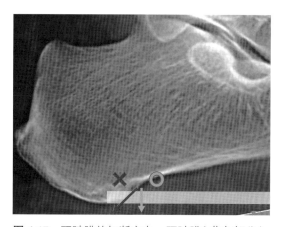

图 4-17　跖腱膜的切断方向。跖腱膜（黄色部分）

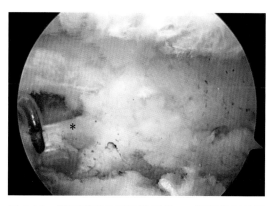

图 4-18　镜下残留的跖腱膜纤维。*残留的跖腱膜纤维

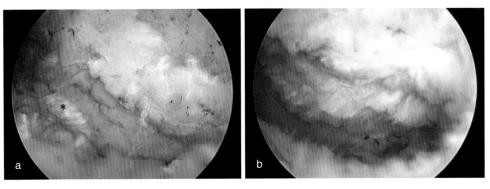

图 4-19 a. 残留的纤维。b. 完全切断残留的纤维

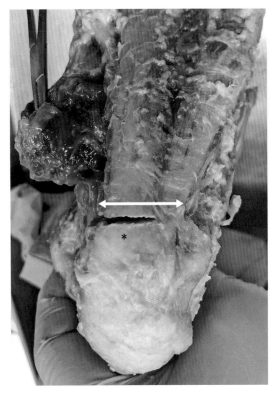

图 4-20 足底跖腱膜的切断长度。＊为跖腱膜切断全部的 50% 以上的扩大切断长度。白线为跖腱膜宽度全长

🔖 **术后**

术后跟骨 X 线侧位片的跟骨骨赘消失了（**图 4-21**）。

患者于术后第 2 天开始在双拐杖辅助下全负重步行训练，术后第 3 天如果没有疼痛则可以自由步行。术后第 2 周回到工作岗位，术后第 4 周开始慢跑，术后第 3 个月可以慢跑约20km 没有疼痛。

术后如果出现第 5 趾外展障碍，往往难以恢复至正常，但对日常生活和体育活动没有影响。

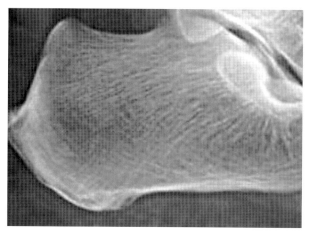

图 4-21　术后跟骨 X 线侧位片

要点：小趾展肌麻痹

小趾展肌的支配神经是足底外侧神经（Baxter's nerve），该神经走行于内侧入路附近，与跖腱膜的切断处距离约 9mm 的位置，一般认为不会损伤[37]。损伤原因为对趾短屈肌刨削时直接损伤或术后粘连导致。本中心的发生率约为 20%，不是罕见的并发症，属于轻度的并发症，对日常生活和体育活动没有影响。不过，为了避免纠纷，在术前要充分向患者说明发生该并发症的可能性。

参考文献

1）Lemont H, et al.：Plantar fasciitis：a degenerative process（fasciosis）without inflammation. J Am Podiatr Med Assoc. **93**：234-237, 2003.

2）De Garceau D, et al.：The association between diagnosis of plantar fasciitis and Windlass test results. Foot Ankle Int. **24**：251-255, 2003.

3）Riddle DL, et al.：Volume of ambulatory care visits and patterns of care for patients diagnosed with plantar fasciitis：a national study of medical doctors. Foot Ankle Int. **25**：303-310, 2004.

4）Prichasuk S, et al.：The relationship of pes planus and calcaneal spur to plantar heel pain. Clin Orthop. **306**：192-196, 1994.

5）Wearing SC, et al.：The pathomechanics of plantar fasciitis. Sports Med. **36**：585-611, 2006.

6）McMillan AM, et al.：Diagnostic imaging for chronic plantar heel pain：a systematic review and meta-analysis. J Foot Ankle Res. **2**：32, 2009.

7）Cardinal E, et al.：Plantar fasciitis：sonographic evaluation. Radiology. **201**：257-259, 1996.

8）Kamel M, et al.：High frequency ultrasonographic findings in plantar fasciitis and assessment of local steroid injection. J Rheumatol. **27**：2139-2141, 2000.

9）Winemiller MH, et al.：Effect of magnetic vs sham-magnitic insoles on plantar heel pain：a randomized controlled trial. JAMA. **290**：1474-1478, 2003.

10）Pfeffer G, et al.：Comparison of custom and prefabricated orthoses in the initial treatment of proximal plantar fasciitis. Foot Ankle Int. **20**：214-221, 1999.

11）Crawford F, et al.：Interventions for treating plantar heel pain. Cochrane Database Syst Rev. **3**：2003.

12）DiGiovanni BF, et al.：Tissue-specific plantar fascia-stretching exercise enhances outcomes in patients with chronic heel pain：a prospective, randomized study. J Bone Joint Surg Am. **85**：1270-1277, 2003.

13）Speed CA, et al.：Extracorporeal shock wave therapy for plantar fasciitis：a double blind randomized controlled trial. J Orthop Res. **21**：937-940, 2003.

14）Haake M, et al.：Extracorporeal shock wave therapy for plantar fasciitis：randomized controlled multicenter trial. BMJ. **327**：75, 2003.

15）Acevedo JI, et al.：Complications of plantar fascia rupture associated with corticosteroid injection. Foot Ankle Int. **19**：91-97, 1998.

16）Ohtori S, et al.：Shock wave application to rat skin induced degeneration and reinnervation of sensory nerve fibres. Neurosci

Lett. **23**：57-60, 2001.

17）Takahashi N, et al.：Application of shock waves to rat skin decreases calcitonin gene-related peptide immunoreactivity in dorsal root ganglion neurons. Auton Neurosci. **30**：81-84, 2003.

18）Wang CJ, et al.：Shock wave therapy induces neovascularization at the tendon-bone junction. A study of rabbits. J Orthop Res. **21**：984-989, 2003.

19）Han SH, et al.：Effect of extracorporeal shock wave therapy on cultured tenocytes. Foot Ankle Int. **30**：93-98, 2008.

20）Chen YJ, et al.：Extracorporeal shock waves promote healing of collagenase-induced Achilles tendinitis and increase TGF-beta 1 and IGF-I expression. J Orthop Res. **22**：854-861, 2004.

21）Martinelli N, et al.：Platelet-rich plasma injections for chronic plantar fasciitis. Int Orthop. 37：839-842, 2013.

22）Ragab EM, et al.：Platelets rich plasma for treatment of chronic plantar fasciitis. Arch Orthop Trauma Surg. **132**：1065-1070, 2012.

23）Ak ⊠ ahim E, et al.：The comparison of the effect of corticosteroids and platelet-rich plasma（PRP）for the treatment of plantar fasciitis. Arch Orthop Trauma Surg. **132**：781-785, 2012.

24）Jain K, et al.：Platelet rich plasma versus corticosteroid injection for plantar fasciitis：a comparative study. Foot. **25**：235-237, 2015.

25）Mahindra P, et al.：Chronic plantar fasciitis：effect of platelet rich plasma, corticosteroid, and placebo. Orthopedics. **39**：e285-289, 2016.

26）Monto RR：Platelet-rich plasma efficacy versus corticosteroid injection treatment for chronic severe plantar fasciitis. Foot Ankle Int. **35**：313-318, 2014.

27）Hurley ET, et al.：Platelet-rich plasma versus corticosteroids for plantar fasciitis：a meta-analysis of randomized control trials. 19th EFFORT Annual Congress, 2018.

28）Chahla J, et al.：A call for standardization in platelet-rich plasma preparation protocols and composition reporting：a systematic review of the clinical orthopaedic literature. J Bone Joint Surg Am. **99**：1769-1779, 2017.

29）Tomczak RL, et al.：A retrospective comparison of endoscopic plantar fasciotomy to open plantar fasciotomy with heel spur resection for chronic plantar fasciitis/heel spur syndrome. J Foot Ankle Surg. **34**：305-311, 1995.

30）Kinley S, et al.：Endoscopic plantar fasciotomy versus traditional heel spur surgery：a prospective study. J Foot Ankle Surg. **32**：595-603, 1993.

31）Barrett SL, et al.：Endoscopic plantar fasciotomy for chronic plantar fasciitis/heel spur syndrome：surgical technique-early clinical results. J Foot Surg. **30**：568-570, 1991.

32）Blanco CE, et al.：Endoscopic treatment of calcaneal spur syndrome：A comprehensive technique. Arthroscopy. **17**：517-522, 2001.

33）Komatsu F, et al.：Endoscopic surgery for plantar fasciitis：application of a deep-fascial approach. Arthroscopy. **27**：1105-1109, 2011.

34）Miyamoto W, et al.：Endoscopic plantar fascia release via a suprafascial approach is effective for intractable plantar fasciitis. Knee Surg Sports Traumatol Arthrosc. **26**：3124-3128, 2018.

35）Brugh AM, et al.：Lateral column symptomatology following plantar fascia release：a prospective study. J Foot Ankle Surg. **41**：365-371, 2002.

36）Sharkey NA, et al.：Biomechanical consequences of plantar fascial release or rupture during gait：part I--disruptions in longitudinal arch conformation. Foot Ankle Int. **19**：812-820, 1998.

37）Çatal B, et al.：Percutaneous plantar fascia release with needle：Anatomic evaluation with cadaveric specimens. J Foot Ankle Surg. **23**：S1067-2516, 2019.

第 <big>5</big> 章

踝关节炎的胫骨远端斜形截骨矫形术治疗

病史

女性,50岁,家庭主妇。中学时曾参加排球队,在此期间左侧踝关节多次扭伤。35岁开始练习"妈妈芭蕾",1年前因左侧踝关节疼痛到附近医院就诊,被诊断为踝关节炎,接受口服抗炎镇痛药等保守治疗,症状未见好转,经介绍到本中心就诊。

要点:踝关节炎的病因与特征

在人体中踝关节是对关节软骨压力最大和受外伤频率最高的关节。大部分踝关节炎是踝关节外侧韧带损伤和关节内骨折等外伤的继发性改变。踝关节炎的发病率比膝关节或髋关节低 1/9[1],这是因为不同部位的关节软骨的性状不同[2]。膝关节的关节软骨厚度为 1.69~2.55mm,而踝关节的关节软骨厚度为 1.0~1.2mm[3]。踝关节的关节软骨中的软骨细胞比膝关节要多[4],对机械性刺激的耐受性更强[5]。另外,膝关节的关节软骨的延展性随着年龄的增长而减少,厚度也会变薄,但踝关节的关节软骨几乎不会随着年龄的增长而变化。在软骨代谢方面,膝关节的软骨细胞中存在降低蛋白聚糖作用的基质金属蛋白酶 -8 mRNA,而在踝关节的软骨细胞中并不存在。而且,抑制蛋白聚糖产生的白细胞介素 -1 的受体在膝关节的软骨细胞中大量存在,而在踝关节的软骨细胞中却几乎不存在[6]。综上所述,在临床上治疗包括踝关节炎在内的踝关节关节软骨损伤,不可直接应用膝关节或髋关节的治疗方案,往往需要采用不同的方法。

体格检查

左侧踝关节肿胀和内翻性畸形。踝关节最大被动活动范围为背屈 5° 和跖屈 35°。内外侧胫距关节间隙均有压痛。

影像学检查

负重位踝关节 X 线正位片中(**图 5-1a**),距骨处于内翻位,内侧胫距关节(**三角箭头**)的间隙消失,属于高仓·田中踝关节炎分期[7]的Ⅲb 阶段。外踝 - 距骨之间已形成骨赘(**图 5-1a***),胫骨远端关节面(tibial articular surface, TAS)夹角减少为 82°。踝关节 X 射线侧位片中(**图 5-1b**)可见胫骨前方有骨赘形成(**图 5-1b†**),胫距关节间隙的前方 1/3 呈狭窄化。

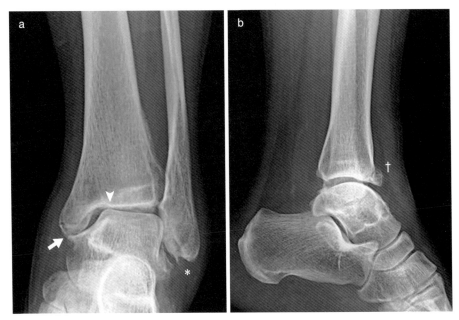

图 5-1 a. 负重位踝关节 X 线正位片，长箭头为内踝 - 距骨间隙，三角箭头为内侧胫距关节，* 为骨赘。b. 踝关节 X 线侧位片，† 为骨赘

治疗方案

诊断为踝关节炎（高仓·田中踝关节炎分期Ⅲb 期），预期保守疗法难以达到良好的治疗效果，计划实施胫骨远端斜形截骨矫形术（distal tibial oblique osteotomy，DTOO）。

要点：高仓·田中踝关节炎分期和手术方式的选择

踝关节炎的手术方案是由将踝关节炎病程分期的高仓·田中分期[7]决定。对于Ⅰ~Ⅱ期的病例采取关节镜下清理术，对于Ⅱ~Ⅲa 期的病例采取 DTOO 或低位胫骨截骨术（low tibial osteotomy，LTO），对于Ⅲb~Ⅳ期的病例采取踝关节融合术。不过，即使是处于Ⅲa 期，也需要根据患者的实际情况及要求可以选择进行镜下清理术或关节融合术。另外，关于人工踝关节置换手术，由于作者不具备充分的相关知识和经验，本中心并没有开展。

要点：LTO 与 DTOO

LTO[7]和 DTOO[8]是治疗踝关节炎的两种常用的截骨矫形手术（**图 5-2**）。前者是通过胫骨和腓骨的截骨来改善踝关节的力线。后者是仅仅实施胫骨截骨的手术方式，因为保留腓骨，外翻方向矫正远端胫骨后使距骨和外踝间隙变窄，距骨和内踝间隙变宽，从而改善踝穴的匹配性。因此，对于踝关节匹配性良好的病例采用 LTO，对于因踝内翻等原因导致踝穴间隙过大的踝关节匹配性不良的病例采用 DTOO。作者采用截骨处行接骨板内固定的改良DTOO 法[9,10]。

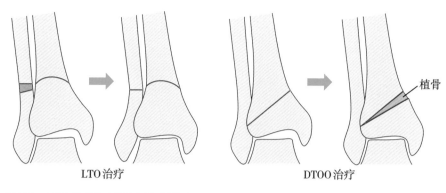

LTO 治疗　　　　　　　　　　DTOO 治疗

植骨

图 5-2　LTO 治疗与 DTOO 治疗图示

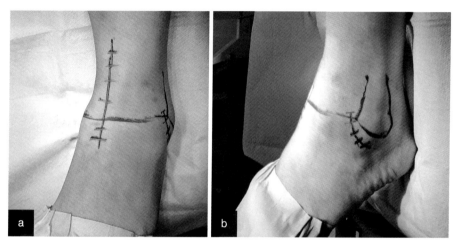

图 5-3　a. 胫前肌腱外缘的纵行切口标记。b. 外踝的弧形切口标记

手术详解

仰卧位,常规消毒和铺单,驱血后,使用止血带,压力设定至收缩压 +150mmHg。

沿着胫前肌腱的外缘,从踝关节近端 5cm 至远端 2cm 处做纵行切口标记(**图 5-3a**)。距外踝前缘前方约 5mm 处,做约 3cm 的弧形切口标记(**图 5-3b**)。

沿胫前肌腱外缘的切口标记切开皮肤,切开腱鞘显露胫前肌腱(**图 5-4a***)。用拉钩将胫前肌腱向外侧拉开,显露、结扎和切断足背动脉横支(**图 5-4b†**)。

要点:避免损伤神经血管束的方法

在胫前肌腱外侧的踇长伸肌腱和趾长伸肌腱的深层分布着神经血管束。因此,在接近踝关节前侧的位置,将胫前肌腱与骨膜共同游离并向外侧牵拉,可以防止损伤神经血管。

要点:足背动脉横支的处理

足背动脉的分支存在着特殊情况。如果存在足背动脉发出的向内下方走行的横支的特殊情况,可将其结扎以预防术后血肿形成。

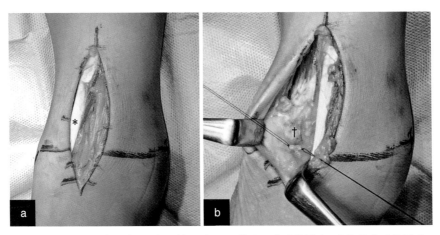

图 5-4　a. 显露胫前肌腱。* 为胫前肌腱。b. 处理足背动脉横支。† 为足背动脉横支

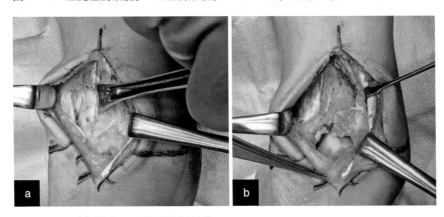

图 5-5　a. 剥离骨膜。b. 显露胫距关节

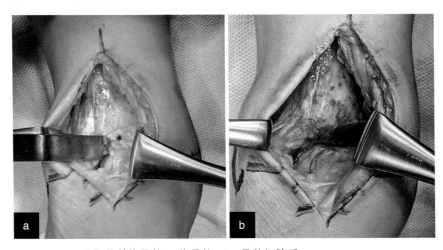

图 5-6　a. 显露胫骨前缘骨赘，* 为骨赘。b. 骨赘切除后

　　纵行切开骨膜，用骨膜剥离子向内外侧充分剥离骨膜（图 5-5a）。纵行切开关节囊，显露胫距关节（图 5-5b）。

　　显露胫骨前缘的骨赘（图 5-6a*），用骨凿子充分切除，直到踝关节的背屈限制消失为止（图 5-6b）。

接下来,沿外踝前缘的标记线切开皮肤,将关节囊和外侧副韧带从外踝附着处切断,显露外踝(图 5-7a)。确定外踝及距骨外侧的骨赘后(图 5-7b),用骨凿子切除(图 5-7c)。

要点:切除外踝和距骨外侧骨赘的理由

如果外踝和距骨外侧有骨赘残留,就无法将距骨和外踝间隙恢复正常,也无法实现距骨踝穴良好的匹配。本手术方式的关键在于充分切除胫骨、外踝和距骨的骨赘。

X 线透视下,在踝关节近侧约 5mm 处,用直径 1.8mm 的克氏针从腓骨经皮贯穿至胫骨内侧面固定下胫腓关节(图 5-8)。

要点:克氏针固定下胫腓关节的理由

当使用撑开器撑开胫骨截骨部时,下胫腓关节成为合页部位。如果不通过克氏针固定下胫腓关节,撑开截骨的胫骨远侧骨块会向远端移位,不仅不能充分地进行内翻矫正,还会过度延长小腿的长度。

在胫骨表面标记截骨线,从下胫腓关节的近端开始,相对于胫骨长轴的垂线向近内侧方向成 30° 角做标记线(图 5-9a),沿此标记线用摆锯从前向后进行截骨(图 5-9b)。用骨凿子凿断胫骨后部的骨皮质,实现完全截骨(图 5-9c)。

从截骨处内侧插入椎板撑开器(图 5-10a),逐渐撑开纠正踝关节内翻,一直撑开至距骨复位并与踝穴良好匹配(图 5-10b)。撑开矫正内翻的角度因病例情况而异。固定下胫腓关节的克氏针的折弯角度为关节面的矫正角度。

用无菌纸张描摹开放截骨的形状和尺寸(图 5-11a),并据此在人工骨上标记切割线(图 5-11b)。

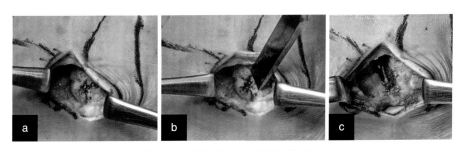

图 5-7　a. 显露外踝。b. 骨凿子切除骨赘。c. 骨赘切除后

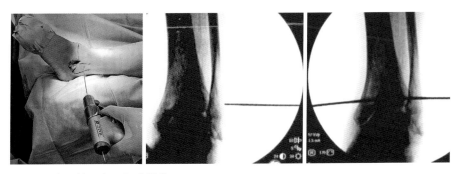

图 5-8　克氏针固定下胫腓关节

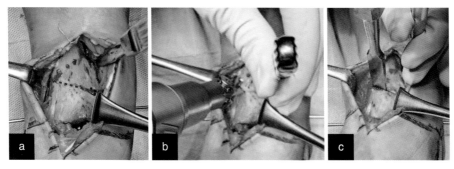

图 5-9 a. 截骨标记线。b. 摆锯进行胫骨截骨。c. 骨凿子切断后方的皮质

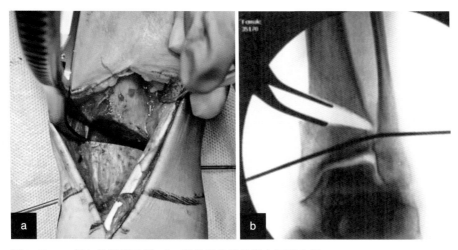

图 5-10 a. 插入椎板撑开器。b. 距骨复位并且踝穴匹配良好

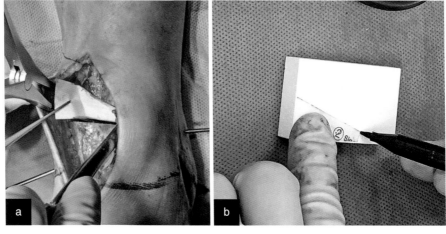

图 5-11 a. 制作截骨模板。b. 标记切割线

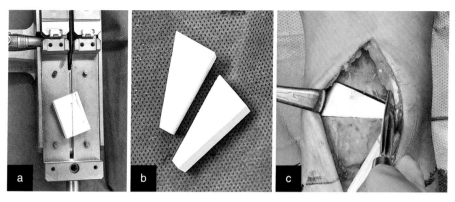

图 5-12　a. 人工骨切割机。b. 切割成 2 个适合尺寸的梯形。c. 人工骨插入截骨处植骨

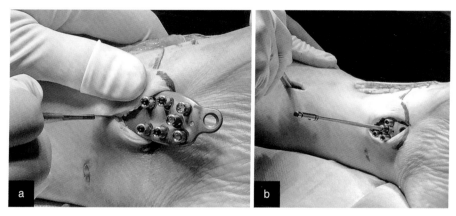

图 5-13　a. 经皮插入接骨板。b. 接骨板远端与骨面服帖接触

按照切割线用人工骨切割机（**图 5-12a**）将人工骨切割成 2 个适合尺寸的梯形骨块（**图 5-12b**），分别插入截骨处的深层和浅层。使用椎板撑开器将截骨部进一步张开，以方便插入人工骨，调整人工骨的上下面与截骨面贴服满意（**图 5-12c**）。

使用微创接骨板固定（minimally invasive plate osteosynthesis, MIPO）技术在胫骨内侧面对截骨部进行内固定（**图 5-13a**）。MIPO 法的要点是用摆锯和骨凿子塑形远端骨块的内侧角，使接骨板与骨面贴服满意（**图 5-13b**）。

要点：接骨板的厚度和长度（**MIPO 法**）

为防止接骨板强度不够导致的断裂，作者所在中心使用的是较厚的接骨板。为防止截骨部位的应力集中要选择足够长度的接骨板。

要点：切开皮肤（**MIPO 法**）

沿着内踝内侧纵轴线切开约 3cm 的皮肤，插入骨膜剥离子紧贴胫骨向近端剥离与接骨板长度相同的骨膜。

要点：将接骨板从远端皮肤切口处插入（**MIPO 法**）

将接骨板从远端皮肤切口处向近端插入，调整接骨板的高度，保证至少三枚螺钉置入到远端骨块。此时，可能需要对远端骨块的内侧和人工骨进行调整。

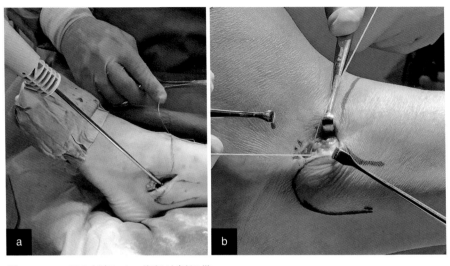

图 5-14 a. 置入锚钉。b. 修复外侧韧带

要点：插入螺钉的优先顺序（MIPO 法）

　　调整接骨板的倾斜角度使远端尽量贴服骨块并尽可能置入较长的螺钉。相对远端而言，近端接骨板允许适当的不完全贴服。切开近端螺钉对应的皮肤，通过导向器置入螺钉进行固定。

　　最后，用锚钉修复踝关节外侧韧带（详请参照第 1 章踝关节外侧韧带损伤的镜下微创治疗）（**图 5-14**）。修复胫前肌腱的腱鞘，缝合皮肤。

要点：靠近踝关节前方的部位一定要修复腱鞘

　　大阪南医疗中心的桥本淳医生强调过，如果腱鞘没有充分缝合，会导致胫前肌腱在暴露的状态下释放血管生成抑制因子，所以一定要充分修复胫前肌腱的腱鞘，注意不要使肌腱暴露。

术后

　　术后踝关节 X 线片测量胫骨远端关节面（TAS）夹角为 95°，踝穴匹配也已改善（**图 5-15a**）。术后 2 天用弹力绷带固定，术后第 1 天开始在 PTB 器械辅助下进行步行训练（**图 5-16**）。术后第 6 周摘除 PTB 设备。术后第 12 周可以进行无痛的正常步行，踝关节的最大被动背伸和跖屈范围分别改善至 25° 和 50°。人工骨随着时间的推移逐渐被自身骨替代，术后第 9 个月的时候，几乎被全部替换（**图 5-15b**）。

要点：PTB 器械辅助步行训练

　　在本中心，术后第一天开始在 PTB 器械辅助下进行步行训练（**图 5-16**）。早期曾出现因为器械与下肢不贴合，导致局部皮肤挫伤的情况。通过与义肢装备师的协作不断改善器械，目前，几乎所有的患者都可以在手术次日装备 PTB 器械开始进行步行训练。

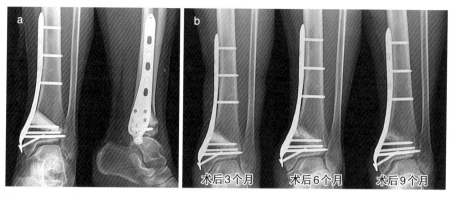

图 5-15 a. 术后即刻的 X 线片。b. 术后 3~9 个月的 X 线片

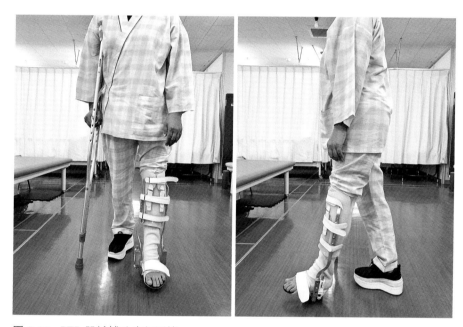

图 5-16 PTB 器械辅助步行训练

专栏 ◆ 针对重度踝关节炎的踝关节融合术

  针对重度踝关节炎的踝关节融合术在年轻的患者群中也取得了良好的长期治疗效果[11]，是术后并发症少和患者满意度较高的手术方式[12]。相比开放式手术，镜下踝关节融合术具有愈合率高、止血带应用时间短和住院时间短的优点[13]。因此，对距骨倾斜角不足 15° 和牵引后关节间隙扩大到 5mm 以上的病例，本中心采用镜下踝关节融合术（**图 5-17**）。

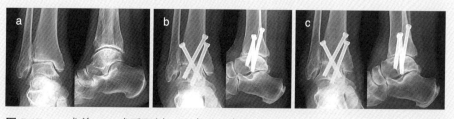

图 5-17 a. 术前。b. 术后即刻。c. 术后 3 个月

另一方面,对于无法经牵引将关节间隙扩大到 5mm 以上,距骨倾斜角在 15° 以上的病例采用开放式踝关节融合术[14]（**图 5-18**）。

无论采取哪种手术方式,均可在手术次日装备 PTB 器械开始进行步行训练。

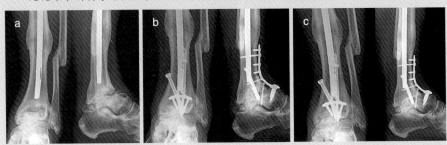

图 5-18　a. 术前。b. 术后即刻。c. 术后 3 个月

参考文献

1) Thomas RH, et al.：Ankle arthritis. J Bone Joint Surg. **85-A**：923-936, 2003.

2) Buckwalter JA, et al.：Ankle osteoarthritis：Distinct characteristics. Instr Course Lect. **48**：233-241, 1999.

3) Shepherd DET, et al.：Thickness of human articular cartilage in joint of the lower limb. Ann Rheum Dis. **58**：27-34, 1999.

4) Huch K.：Knee and ankle：human joints with different susceptibility to osteoarthritis reveal different cartilage cellularity and matrix synthesis in vivo. Arch Orthop Trauma Surg. **121**：301-306, 2001.

5) Swann AC, et al.：The stiffness of normal articular cartilage and the predominant acting stress levels：implications for the aetiology of osteoarthrosis. Br J Rheumatol. **32**：16-25, 1993.

6) Kempson GE.：Age-related changes in the tensile properties of human articular cartilage：a comparative study between the femoral head of the hip joint and the talus of the ankle joint. Biochim Biophys Acta. **1075**：223-230, 1991.

7) Takakura Y, et al.：Low tibial osteotomy for osteoarthritis of the ankle. J Bone Joint Surg Br. **77**：50-54, 1995.

8) Teramoto T, et al.：The Teramoto distal tibial oblique osteotomy（DTOO）：surgical technique and applicability for ankle osteoarthritis with varus deformity. Strategies Trauma Limb Reconstr. **13**：43-49, 2018.

9) Ahn TK, et al.：Distal tibial osteotomy without fibular osteotomy for medial ankle arthritis with mortise Widening. J Bone Joint Surg Am. **97**：381-388, 2015.

10) Watanabe K, et al.：Modified distal tibial oblique osteotomy for osteoarthritis of the ankle：Operative procedure and preliminary results. J Orthop Sci. **24**：306-311, 2019.

11) de l'Escalopier N, et al.：Long-term results of ankle arthrodesis in children and adolescents with haemophilia. Int Orthop. **41**：1579-1584, 2017.

12) Ferguson Z, et al.：Ankle arthrodesis：A long term review of the literature. J Orthop. **16**：430-433, 2019.

13) Honnenahalli Chandrappa M, et al.：Ankle arthrodesis-Open versus arthroscopic：A systematic review and meta-analysis. J Clin Orthop Trauma. **8**（Suppl 2）：S71-S77, 2017.

14) Yasui Y, et al.：Technique tip：open ankle athrodesis using locking compression plate combined with anterior sliding bone graft. Foot Ankle Int. **31**：1125-1128, 2010.

第6章

止点性跟腱炎的跟骨成形术联合
蹞长屈肌腱转位术治疗

病史

男，50岁，职员。在高中和大学时一直参加田径俱乐部并经常长跑。大学毕业后，每周坚持2~3次的10公里长跑，每年均参加几次全程马拉松。20年前开始出现足跟骨后部突起和行走时疼痛。1年前因疼痛加重于当地医院就诊，接受足跟垫和局部注射皮质类固醇药物治疗，疼痛没有改善，来我中心就诊。

体格检查

跟骨结节后上方外侧可见10mm的骨性突起，骨性突起周围及跟腱止点处有压痛。

影像学检查

足跟部X线侧位片显示跟骨结节的跟骨骨赘（**图 6-1***）和跟骨结节后上方的异常骨性突起（**图 6-1**†）。

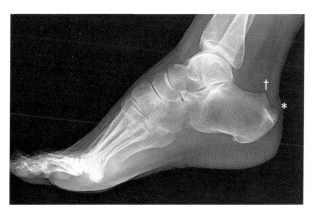

图 6-1 足部X线侧位片。*为跟骨结节的跟骨骨赘。†为跟骨结节后上方的异常骨性突起

治疗方案

诊断为止点性跟腱炎伴钙化合并 Haglund 畸形，计划实施跟骨成形术联合踇长屈肌腱转位术。

要点：什么是止点性跟腱炎？

导致跟腱内部和周围疼痛的疾病统称为跟腱炎。跟腱炎有多种病理表现形式，这会导致术语的混淆[1]。根据病理和解剖部位将跟腱炎分为三种形式：跟腱自身的变性称为跟腱肌腱病（Achilles tendinopathy）；滑囊等跟腱周围软组织的炎性称为跟腱周围病（Achilles paratendinitis）；跟腱附着部位的病变称为止点性跟腱炎，众所周知，该种跟腱炎的治疗效果不佳。6% 的人在一生中会出现一次跟腱疼痛，其中 1/3 是止点性跟腱炎[2-5]。因此止点性跟腱炎不是一种罕见的疾病，这种疾病的特征是跟腱止点处的肌腱自身变性和跟骨结节的跟骨骨赘[6,7]。其中跟骨骨赘的长度越大，疼痛症状越明显[8]，步行和跑步可引起疼痛加重。触诊跟腱止点处 2cm 范围内压痛阳性，跟骨结节后上方往往出现明显异常的骨性突起，该突起又称 Haglund 畸形，常合并滑囊炎。保守治疗包括腓肠肌牵拉训练、体外冲击波、夜间支具和足跟抬高支具等，但治疗效果不确切[9]。应避免局部注射皮质类固醇药物，因为它会加剧肌腱变性，可能导致跟腱止点处断裂[10]。

手术详解

1. 体位

患者俯卧位，垫子置于踝关节前方，足部抬高约 10cm（**图 6-2**）。使用止血带进行手术。

2. 显露跟骨骨赘及跟骨结节后上方

沿着跟腱外侧缘切开皮肤至跟骨结节水平，切口长约 5cm（**图 6-3a***）。尽可能靠近跟腱分离软组织，显露至跟骨结节后上方的跟腱附着处（**图 6-3b‡**）。

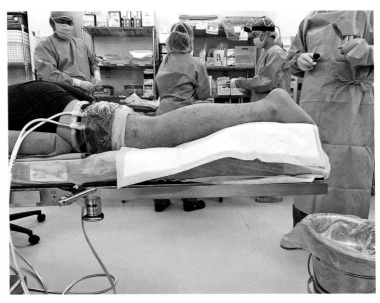

图 6-2 手术体位

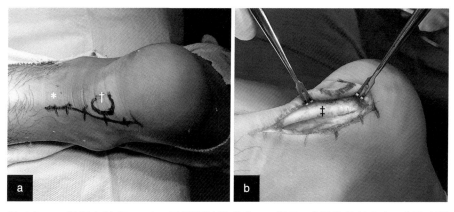

图 6-3　a. 标记皮肤切口。b. 显露跟腱附着处。＊跟腱。†异常骨性突起。‡跟腱附着处

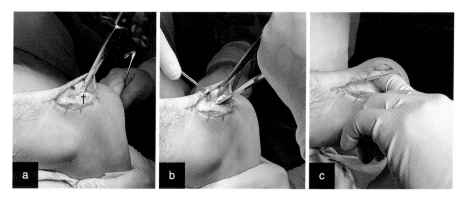

图 6-4　a. 显露骨性突起。b. 切除骨性突起。c. 确认无残留。＊为跟腱的跟骨附着部。†为跟骨异常骨性突起

要点：正确选择皮肤切口

　　在止点性跟腱炎手术中，通常使用跟腱正中纵行直切口[11]。这种切口的优点是可以很好地显露病变部位和跶长屈肌腱，腓肠神经损伤的可能性小[12]。但另一方面，切口瘢痕可能会摩擦到鞋子引起疼痛[11]。采用跟腱外侧缘纵行切口[13]，具有减少术后瘢痕性疼痛的优点。术中小心游离腓肠神经并向前方牵开，同样可以防止神经损伤。在本中心，会根据异常骨性突起的部位选择不同的手术切口。本病例跟骨结节外侧存在异常骨性突起（图 6-3a†），因此采用跟腱外侧缘纵行切口，很容易显露病变部位。

3. 跟骨结节成形术
　　从外向内于跟腱的跟骨附着处切断跟腱（**图** 6-4a＊），显露跟骨结节后上方的异常骨性突起部分（**图** 6-4a†），用骨刀将异常骨性突起部分切除至正常形状（**图** 6-4b）。切除后，术者用手指触摸切除面，确认无残留部分（**图** 6-4c）。

要点：推荐术中触诊的方法

　　触诊在骨科诊疗中很重要，同样在手术中也是如此。术中透视并不总能准确评价，因此作者更重视触诊。尤其是在处理骨赘等骨性结构时，用手指触摸切除部位，确认目标组织已经充分切除，这样才能达到更好的治疗效果。

要点：跟骨结节后上方异常骨性突起（Haglund 畸形）的切除方法

在欧美国家切除跟骨结节后上方的异常骨性突起时，采用从距下关节后缘至跟腱附着点近端的直线形切除方法（**图 6-5a**）[14]，但此方法会造成跟骨后上方大面积的骨质缺损。在本中心，采用只切除异常的骨性突起，尽量塑造跟骨结节正常形状的切除方法，以防止跟骨过度切除（**图 6-5b**）。

4. 蹈长屈肌腱切取

用骨刀最后修整跟骨后上方的骨性突起（**图 6-6a**＊）。通过屈伸踇趾来确认踇长屈肌腱的走形，小心分离软组织以显露踇长屈肌腱（**图 6-6b†**）。然后，在踝关节和踇趾处于最大跖屈位置时，尽可能向远端解剖并切断踇长屈肌腱（**图 6-6c**）。

5. 在踇长屈肌腱上穿线

距踇长屈肌腱断端约 20mm 处用 2 号线行棒球式（baseball）缝合穿线（**图 6-7a，b**），使用测腱器测量移位肌腱的直径（**图 6-7c＊**）。

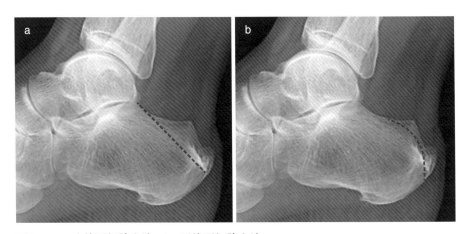

图 6-5　a. 直线形切除方法。b. 弧线形切除方法

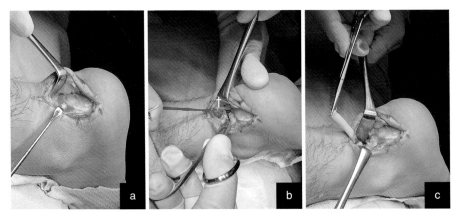

图 6-6　a. 修整骨性突起。b. 显露踇长屈肌腱。c. 切断踇长屈肌腱。＊跟骨后方的骨性隆起。†踇长屈肌腱

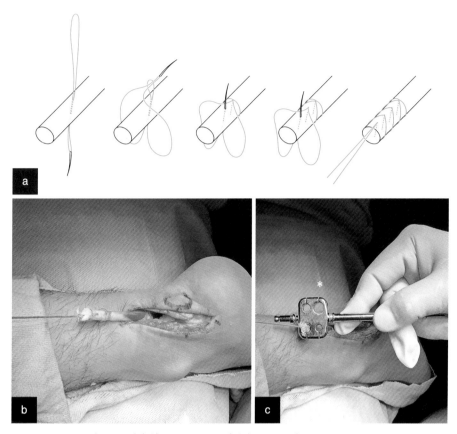

图 6-7 a, b. 跚长屈肌腱穿线。c. 测量肌腱直径。* 测腱器

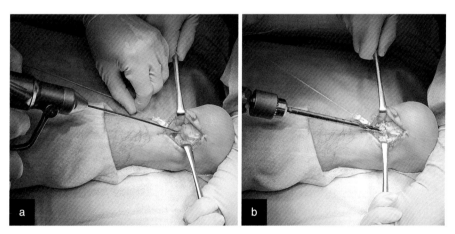

图 6-8 a. 置入导针。b. 钻孔

6. 跚长屈肌腱向跟骨转位

在跟骨结节后上角前方约 5mm 处，与跟骨长轴成 45° 角置入导针（**图** 6-8a），使用与测腱器测量值匹配的钻头进行钻孔（**图** 6-8b）。

要点：跚长屈肌腱转位的止点位置

跚长屈肌腱转位的止点距离距骨运动轴中心较远时力臂变大（**图 6-9***），靠近时力臂变小（**图 6-9**†）。为了更有效地利用跚长屈肌的收缩力，跚长屈肌腱转位的止点位置尽可能靠近跟骨结节后上角，且不干扰跟腱（**图 6-9***）。

使用穿线器（**图 6-10**†）将跚长屈肌腱残端上的缝线穿过挤压螺钉（**图 6-10***）螺丝刀前端的穿线孔中（Arthrex™）。

用螺丝刀将挤压螺钉合并肌腱残端插入骨道中，拉紧缝线使跚长屈肌腱的残端进入骨道深处。然后，用锤子敲击螺丝刀的底部，将挤压螺钉牢固地插入骨道中（**图 6-11a,b**）。最后，顺时针旋转拧入挤压螺钉（**图 6-11c**），最终将螺钉完全拧入骨道以固定跚长屈肌腱（**图 6-11d***）。

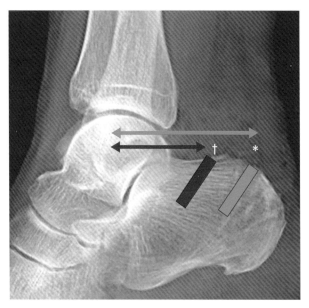

图 6-9 转位肌腱的止点位置。*力臂变大的止点位置。†力臂变小的止点位置

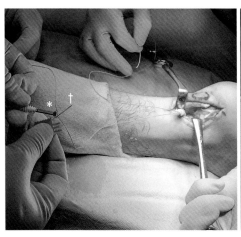
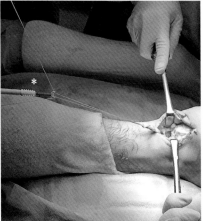

图 6-10 挤压螺钉穿线。*为挤压螺钉。†穿线器

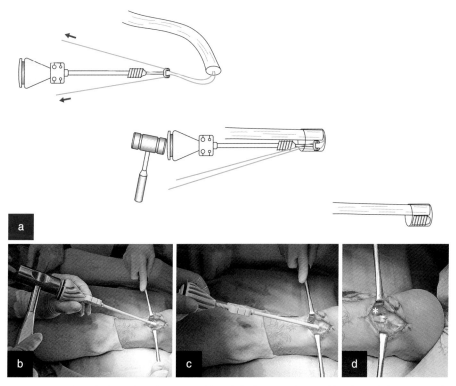

图 6-11　a. 挤压螺钉固定示意图。b. 挤压螺钉插入骨道。c. 拧入挤压螺钉。d. 固定跚长屈肌腱。＊为跚长屈肌腱

要点：跚长屈肌腱转位术的理由

　　如前所述，由于跟腱附着部位的跟腱本身发生了病变，因此同时进行跚长屈肌腱转位以加强踝关节跖屈功能[14]，尤其对 50 岁以上的病例有效[16]。对于有无跚长屈肌腱转位的治疗效果进行比较性研究发现二者无明显差异，但跚长屈肌腱转位组踝关节的跖屈肌力量明显增加，且无跚长屈肌力量减弱的并发症[17]。综上所述，本中心采用跚长屈肌腱转位结合跟骨结节成形术治疗止点性跟腱炎。

7. 跟腱止点重建—双排固定法

　　最后，对从附着处切断的跟腱实施止点重建术。较多文献已经报道了跟腱止点重建术的双排固定法的良好治疗效果，并且有很多市售相关产品。在本中心，我们使用的产品包括：带有 FiberTape 的 4.75mm BioComposite SpeedBridge™ 植入系统（Arthrex）和带有 ULTRATAPE 的 4.75mm HEALI-COIL RG 以及 4.5mm FOOTPRINT ULTRA（Smith & Nephew）。各种产品的手术操作都很简单，可获得良好的固定强度。

　　内排螺钉的定位在距跟腱的跟骨附着点近端以远约 5mm 处，分别距正中线内外侧约 10mm，与跟骨长轴成大约 45° 角进行内排螺钉钻孔（**图 6-12a**），使用丝锥进行攻丝（**图 6-12b**）。

　　将带有两根条带线的近排螺钉插入骨道，用锤子敲击螺丝刀的顶部使螺钉的尖端牢固地插入骨道（**图 6-13a, b**）。顺时针旋拧入螺刀，将近排螺钉完全插入骨孔内部。在左右骨道中分别置入内排螺钉（**图 6-13c**）。

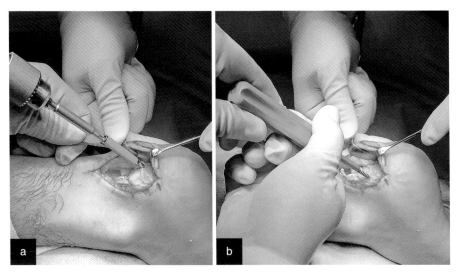

图 6-12 a. 内排螺钉钻孔。b. 攻丝

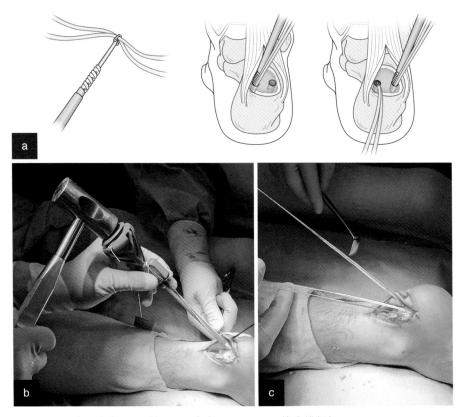

图 6-13 a. 插入螺钉。b. 敲击置入螺钉。c. 置入 2 枚内排螺钉

同侧 2 根条带线分别连接到角针上,于跟腱断端约 20mm 处距内外边缘约 5mm 的位置从前向后穿过。(图 6-14a)。将跟腱的外侧(图 6-14b*)和内侧(图 6-14b†)从前向后穿过的条带线中,各取一根交叉匹配后待用(图 6-14c)。

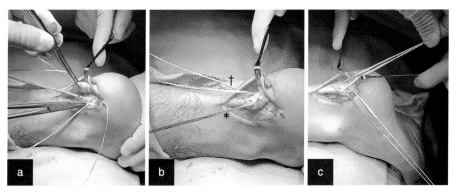

图 6-14　a，b. 跟腱断端穿线。c. 条带线交叉匹配。＊为跟腱的外侧。†为跟腱的内侧

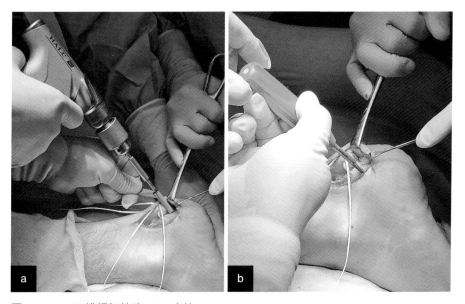

图 6-15　a. 远排螺钉钻孔。b. 攻丝

　　距离跟骨后上角以远 20~30mm 处，距正中线内侧和外侧各约 10mm 处，与跟骨长轴成大约 45° 角向足底方向钻孔（**图 6-15a**），使用丝锥进行攻丝（**图 6-15b**）。

　　将一侧交叉匹配后的两个条带线穿过螺刀远端的引线孔内，踝关节 30° 跖屈位，将其插入骨道，同时对条带线施加适当的张力。然后，用锤子敲击螺丝刀的底部，将外排螺钉的尖端深入骨道中（**图 6-16a**）。然后，顺时针旋转螺刀将外排螺钉拧入到骨道的底部以固定条带线（**图 6-16b**）。同法固定对侧外排螺钉，最后切除多余的条带线（**图 6-16c**）。

要点：注意近排骨孔的位置

　　在双排固定方法中，需要在跟腱附着部位的近端（**图 6-17a＊**）和远端（**图 6-17a†**）钻取内外排螺钉骨道，将跟腱止点重建到跟骨结节。近排骨道定位时必须注意（**图 6-17a＊**），如果位于跟腱附着点以近的位置钻孔（**图 6-17b‡**）会导致该区域疼痛，因为当小腿三头肌收缩时，矢量会向前牵拉跟腱（**图 6-17b**）引起该区域疼痛。因此，作者在跟腱附着点近端以远约 5mm 处钻孔。

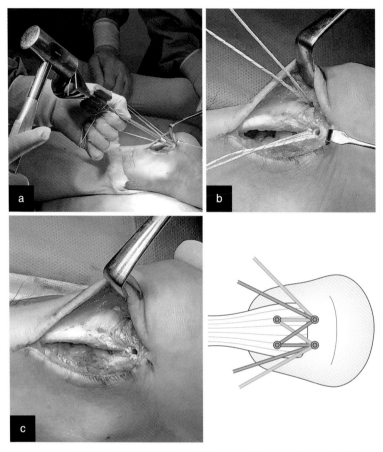

图 6-16 a. 远排螺钉带近排线插入骨孔。b. 螺钉完全置入固定跟腱止点。c. 切除多余的条带线

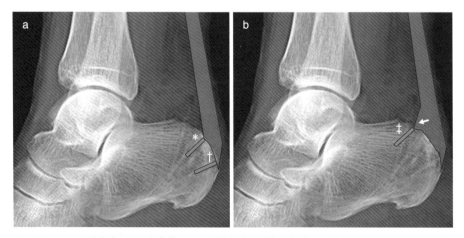

图 6-17 a. 双排螺钉的正确定位。b. 近排螺钉的错误定位。＊为近排的螺钉正确定位。†为远排螺钉的正确定位。‡近排螺钉的错误定位。

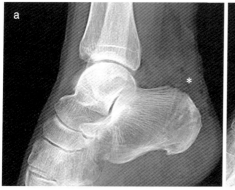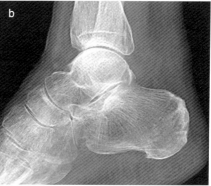

图 6-18　a. 术后即刻拍片。b. 术后第 3 个月拍片

术后

术后两天内用弹力绷带固定。术后第 2 天佩戴 PTB 矫形器开始行走训练,需要在足跟部放置 4 枚楔形垫,使踝关节保持在 30° 的跖屈位。术后第 4 周起每周取出 1 枚楔形垫,直到术后第 8 周踝关节位于 0° 位步行,术后第 10 周拆除 PTB 矫形器。术后第 3 个月如无疼痛可以自由行走,术后第 6 个月开始慢跑,术后第 9 个月重返马拉松比赛。

术后即刻 X 线侧位片上可见跟骨结节后上方的异常骨性突起切除后的骨皮质缺损。术后第 3 个月拍片可见切除部位的跟骨骨皮质修复(**图 6-18b**)。

参考文献

1) 足の外科学用語集　第 3 版, p5, 日本足の外科学会, 2017.
2) Karjalainen PT, et al.：MR imaging of overuse injuries of the Achilles tendon. Am J Roentgenol. **175**：251-260, 2000.
3) Khan KM, et al.：Are ultrasound and magnetic resonance imaging of value in assessment of Achilles tendon disorders？A two year prospective study. Br J Sports Med. **37**：149-153, 2003.
4) Kujala UM, et al.：Cumulative incidence of Achilles tendon rupture and tendinopathy in male former elite athletes. Clin J Sport Med. **15**：133-135, 2005.
5) Nicholson CW, et al.：Prediction of the success of nonoperative treatment of insertional Achilles tendinosis based on MRI. Foot Ankle Int. **28**：472-477, 2007.
6) Klauser AS, et al.：Achilles tendon assessed with sonoelastography：histologic agreement. Radiology. **267**：837-842, 2013.
7) Movin T, et al.：Tendon pathology in long-standing achillodynia. Biopsy findings in 40 patients. Acta Orthop Scand. **68**：170-175, 1997.
8) Chimenti RL, et al.：Utility of ultrasound for imaging osteophytes in patients with insertional Achilles tendinopathy. Arch Phys Med Rehabil. **97**：1206-1209, 2016.
9) Chimenti RL, et al.：Current concepts review update：insertional Achilles tendinopathy. Foot Ankle Int. **38**：1160-1169, 2017.
10) Coombes BK, et al.：Efficacy and safety of corticosteroid injections and other injections for management of tendinopathy：a systematic review of randomised controlled trials. Lancet. **376**：1751-1767, 2010.
11) DeOrio MJ, et al.：Surgical strategies：insertional Achilles tendinopathy. Foot Ankle Int. **29**：542-550, 2008.
12) Gillis CT, et al.：Use of a central splitting approach and near complete detachment for insertional calcific Achilles tendinopathy repaired with an Achilles bridging suture. J Foot Ankle Surg. **55**：235-239, 2016.
13) Watson AD, et al.：Comparison of results of retrocalcaneal decompression for retrocalcaneal bursitis and insertional Achilles tendinosis with calcific spur. Foot Ankle Int. **21**：638-642, 2000.
14) Yodlowski ML, et al.：Surgical treatment of Achilles tendinitis by decompression of the retrocalcaneal bursa and the superior calcaneal tuberosity. Am J Sports Med. **30**：318-321, 2002.
15) Irwin TA.：Current concepts review：insertional Achilles tendinopathy. Foot Ankle Int. **31**：933-939, 2010.
16) Den Hartog BD.：Insertional Achilles tendinosis：pathogenesis and treatment. Foot Ankle Clin. **14**：639-650, 2009.
17) Hunt KJ, et al.：Surgical treatment of insertional Achilles tendinopathy with or without flexor hallucis longus tendon transfer：a prospective, randomized study. Foot Ankle Int. **36**：998-1005, 2015.

第 7 章

Freiberg 病（跖骨头无菌性坏死）的
自体骨软骨移植治疗

男,23 岁,初中时加入田径队,从事短跑运动,现为公司的田径俱乐部成员。初中三年级在冲刺时出现第二跖趾关节疼痛。1 年前因疼痛加重,于当地医院就诊,诊断为 Freiberg 病,经介绍来我中心就诊。

要点: 什么是 Freiberg 病

Freiberg[1]于 1914 年首次报道了 6 例因外伤导致的第二跖骨头压缩的病例。Köhler[2]在第二年报道了类似的病例并将病命名为骨软骨病。此后,主要在德语区国家被称为第二 Köhler 病,而近年来大家常以首次报道人的名字命名它为 Freiberg 病。这种疾病常发生在十几岁的女性,其中大部分发生在第二跖骨头。也影响第 3、4 和第 5 跖骨头,但在双侧和第 1 跖骨头发病极为罕见。Freiberg 将病因归咎于外伤,但后来的研究发现外伤仅占病因的 15% 左右[3]。尸体解剖的研究表明,在跖趾关节最大程度背伸时,近节趾骨基部对跖骨头的压力（McMaster 撞击病灶）最大[4]。另外,有报道称在运动员的惯用侧该疾病的发生率高[3,5]。综上所述,Freiberg 病的病理生理是由于跖趾关节反复过度背伸,造成跖骨头背侧微小的骨软骨损伤,导致局部血供不良,最终病变逐渐扩大发展为骨坏死。

体格检查

右足第二跖趾关节肿胀,背侧有压痛。关节活动受限,被动最大背伸 20°,被动最大跖屈 30°,在最大背伸位诱发该部位疼痛。

影像学检查

X 线足正位片（图 7-1a*）和足斜位片（图 7-1b*）中第二跖骨头压缩,观察到小碎骨片,诊断为 Freiberg 病（Smillie 分期Ⅳ期）。

要点: Smillie 分期

Smillie 将 Freiberg 病分为五期[6]（图 7-2）。Ⅰ期是软骨下骨的微骨折。Ⅱ期是跖骨头背侧中央部分挤压导致关节面轻微变平。Ⅲ期是跖骨头背侧中央塌陷,进而导致内外侧部分出现骨

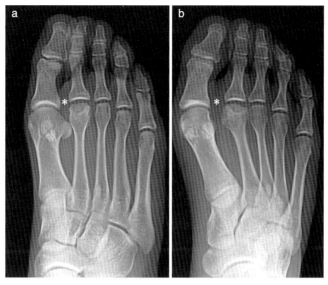

图 7-1　a. X 线足正位片。b. X 射线足斜位片。＊处提示第二跖骨头压缩

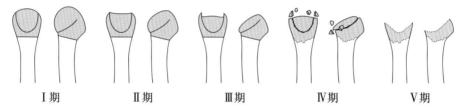

图 7-2　Freiberg 病的 Smillie 分期

性突出，但底部关节软骨正常。Ⅳ期为内外侧骨性突出部骨折成为游离体。Ⅴ期为跖骨头完全变平及关节间隙变窄。

治疗方案

取同侧膝关节的骨软骨进行自体骨软骨移植术[7-9]。

要点：Smillie 分期与术式选择

对于 Smillie 分期Ⅰ和Ⅱ期，采取关节镜下清理和进行病变部位逆行钻孔术[7, 10]。对背侧关节面破坏的Ⅲ期和Ⅳ期，可以采用关节成形术、关节内背伸截骨术[11]、关节外背伸截骨术[12]和自体骨软骨移植术。在本中心，作者进行自体骨软骨移植术，目的是重建接近正常形状的关节。对于跖骨头下方关节面破坏的Ⅴ期患者，也可以选择关节成形术和硅胶植入人工关节置换术[13]。另一方面，也有这些手术术后效果不佳的报道，所以对于Ⅴ期的治疗方法尚未确定。

手术详解

患者仰卧位，常规消毒铺巾后，用驱血带驱血，充气止血带设定到收缩压 +150mmHg。沿着趾长伸肌腱的内侧边缘，在第 2 跖趾关节间隙处，向远端 1cm 和近端 2cm 处标记切口线（**图 7-3a**）。根据切口标记线切开皮肤，纵行切开腱鞘，显露趾长伸肌腱（**图 7-3b***）。用拉钩向外侧牵拉趾长伸肌腱，纵向切开第二跖骨头背侧的骨膜和关节囊，骨膜下分离和显露第二跖趾关节（**图 7-3c**）。

　　屈曲第二跖趾关节，显露背侧部分，通过纵向牵拉脚趾，显露跖骨头跖侧。仔细观察关节的病变情况，切除所有的游离体（**图 7-4**）。使用咬骨钳彻底切除第二跖骨头内外侧和背侧的骨赘（**图 7-5**）。

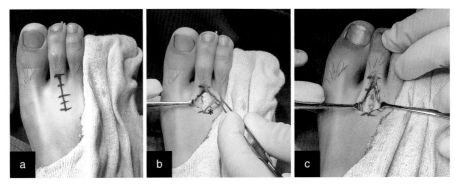

图 7-3　a. 标记皮肤切口。b. 露趾长伸肌腱。c. 显露第二跖趾关节

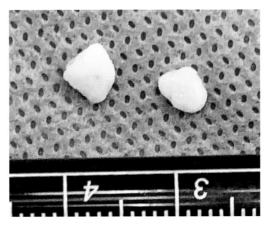

图 7-4　切除的游离体

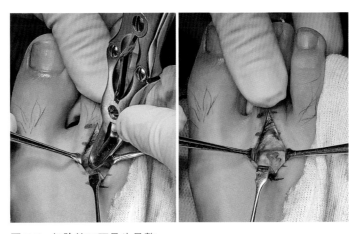

图 7-5　切除第二跖骨头骨赘

　　用直径 6mm 的钻头，于第 2 跖骨头背侧病灶处向足底部方向，与第 2 跖骨长轴线成 30° 夹角，钻取一个深约 10mm 的骨孔，去除病灶（**图 7-6**）。

　　在同侧膝关节外侧切开一个约 3cm 的纵向切口（**图 7-7a**），钝性剥离皮下软组织后，纵向切开关节囊，显露膝关节（**图 7-7b**）。

　　在股骨远端关节面上，尽可能在外侧软骨厚度较薄区域，使用 OATS®6mm 骨软骨移植采集器获取骨软骨柱（**图 7-8**）。此时，移植采集器相对于软骨表面倾斜约 60°，这样获取的骨软骨柱的软骨表面相对于骨柱长轴倾斜 60°（**图 7-9**）。

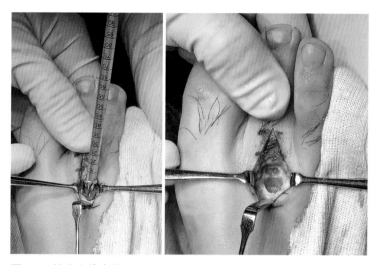

图 7-6　钻孔去除病灶

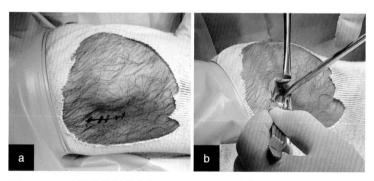

图 7-7　a. 膝关节外侧纵向切口。b. 显露膝关节

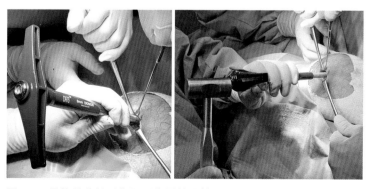

图 7-8　骨软骨移植采集器采集骨软骨柱

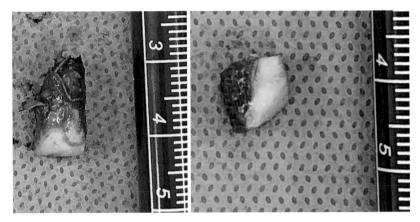

图 7-9 骨软骨柱的大体照片

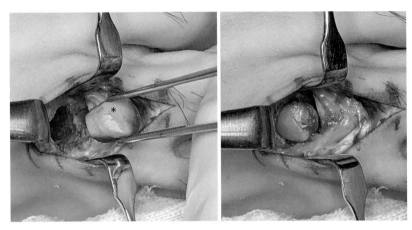

图 7-10 插入骨软骨柱。＊为骨软骨柱

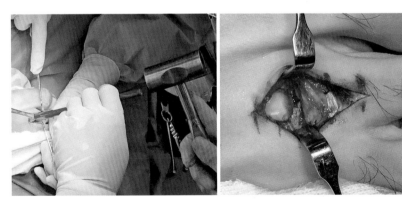

图 7-11 打入骨软骨柱

  使用咬骨钳修整骨软骨柱,使之与第二跖骨头上钻出的骨道形状吻合,将骨软骨柱
(**图 7-10＊**)插入至第二跖骨头的骨道。

  使用打入棒敲打骨软骨柱,一直到骨软骨柱的关节面与第 2 跖骨头的剩余关节面同一
个水平。(**图 7-11**)。

  手术后即刻的 X 线片显示第二跖骨头的病变被移植的骨软骨柱取代(**图 7-12＊**)。

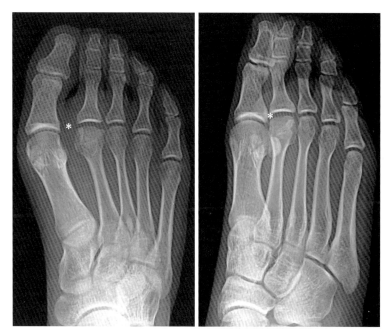

图 7-12　术后 X 线显示第二跖骨头移植的骨软骨柱。＊为骨软骨柱

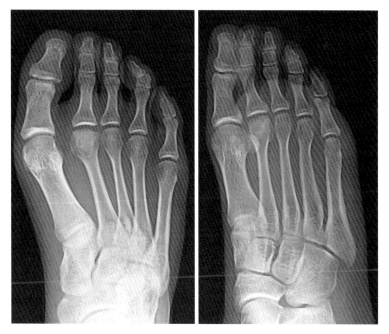

图 7-13　足部 X 线片显示移植的骨软骨柱愈合

术后

　　术后弹力绷带固定 2 天，术后第 2 日开始穿免负重鞋行走，术后第 6 周开始足尖行走。术后第 12 周开始完全负重行走且无疼痛症状。体格检查见第二跖趾关节被动背伸至 90°，跖屈至 40°。术后随诊 X 线片显示第二跖骨头的关节面光滑，移植的骨软骨柱愈合（**图 7-13**）。

专栏 ◆ Smillie 分期 I、II 期的逆行钻孔术治疗

X 线片显示左侧第二跖骨头轻度塌陷（图 7-14*），诊断为 Smillie 分期 II 期。

本病例中，切除第二跖骨头背侧的骨赘后，在透视下用直径为 1.2mm 的克氏针从第二跖骨干骺端的内侧和外侧向跖骨头进行逆行钻孔（图 7-15）。

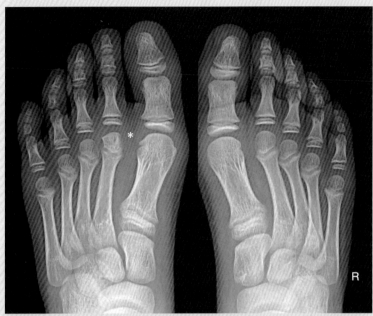

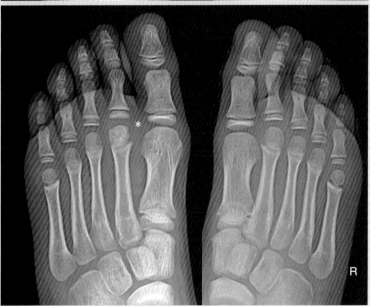

图 7-14 X 线片诊断 Freiberg 病 Smillie 分期 II 期。* 为轻度塌陷的跖骨头

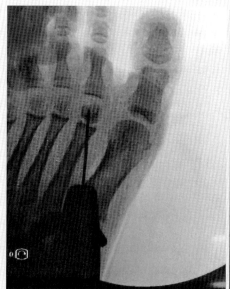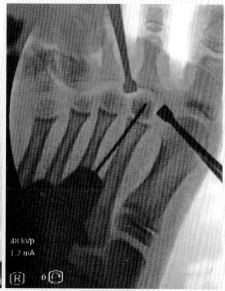

图 7-15　克氏针逆行钻孔

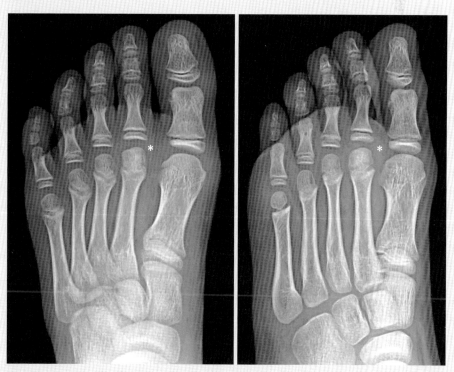

图 7-16　术后随诊 X 线片显示跖骨头基本恢复正常

　　术后第 6 周的足部 X 线片显示第二跖骨头部的骨小梁清晰可见并且跖骨头部的形态基本正常（**图 7-16***）。术前行走和跑步时的疼痛症状消失，关节活动范围改善至正常。

参考文献

1）Freiberg AH. ：Infraction of the second metatarsal bone. Surg. Gynecol. Obstert. **19**：191-193, 1914.

2）Köhler A. ：Typical disease of the second metatarsophalangeal joint. Am J Roentgenol. **10**：705-710, 1915.

3）Stanley D, et al. ：Assessment of etiologic factors in the development of Freiberg's desease. J Foot Surg **29**：444-447, 1990.

4）McMaster MJ. ：The pathogenesis of hallux rigidus. J Bone Joint Surg. **60B**：82-87, 1978.

5）Helal B, et al. ：Freiberg's disease ：A suggested pattern of management. Foot Ankle. **8**：94-102, 1987.

6）Smillie IS. ：Freiberg's infraction. J Bone Joint Surg. **39B**：580, 1957.

7）Hayashi K, et al. ：A new surgical technique for treating bilateral Freiberg disease. Arthroscopy. **18**：660-664, 2002.

8）Miyamoto W, et al. ：Late-stage Freiberg disease treated by osteochondral plug transplantation ：a case series. Foot Ankle Int. **29**：103-108, 2008.

9）Miyamoto W, et al. ：Midterm clinical results of osteochondral autograft transplantation for advanced stage Freiberg disease. Int Orthop. **40**：959-964, 2016.

10）Maresca G, et al. Arthroscopic treatment of bilateral Freiberg's infraction. J Arthro Scopic Related Surg. **12**：103-108, 1996.

11）Gauthier G, et al. ：Freiberg's infraction ：a subchondral bone fatigue fracture. A new surgical treatment. Clin Orthop. **142**：93-95, 1979.

12）Chao KH, et al. ：Surgery for symptomatic Freiberg's disease ：extraarticular dorsal closing wedge osteotomy in 13 patients followed for 2 to 4 years. Acta Orthop Scand. **70**：483-486, 1999.

13）Bordelon RL. ：Silicone implant for Freiberg's disease. South Med J. **70**：1002-1004, 1977.

第 **8** 章

距骨骨软骨损伤

对距骨骨软骨损伤治疗方法的思考

从希波克拉底时代到现在，人们一直都认为损伤的关节软骨无法恢复到正常状态[1]。距骨的关节软骨损伤也同样，很难实现完全治愈。为了打破这种状况，原纽约特种医院，现纽约大学医院的 John G. Kennedy 教授发起和建立了针对踝关节骨软骨损伤的研究小组（International Congress on Cartilage Repair of the Ankle，ICCRA）。2012 年第一届 ICCRA 会议在爱尔兰的都柏林召开。作者作为 ICCRA 的发起成员之一，2013 年作为主办方在东京召开了第二届 ICCRA 会议（图 8-1）。之后，分别于 2014 年在捷克共和国的布拉格和 2016 年在意大利的索伦特召开了 ICCRA 会议。2017 年 11 月，来自世界各国的 100 多名专家聚集在美国的匹兹堡，就当时踝关节骨软骨损伤的治疗共识进行了讨论。会议讨论的结果总结为 11 篇英文文章，发表在 *Foot & Ankle International* 杂志上[2-12]。但这只是当时的共识，目前仍没有找到基于科学依据的距骨骨软骨损伤的最可靠的治疗方法。在本章中，除了讲述距骨骨软骨损伤的基本知识外，还将讲述本中心的治疗策略和技术。

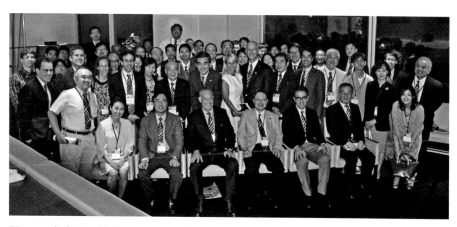

图 8-1　东京召开的第二届 ICCRA 会议

术语混乱 : 骨软骨损伤 (OCL) ? 剥脱性骨软骨炎 (OCD) ?

目前骨软骨损伤的专业术语用词仍然很混乱。1888 年 König 首次将在踝关节内自然产生的游离骨软骨病变诊断为 "剥脱性骨软骨炎" (osteochondritis dissecans , OCD) [13]。1932 年 Rendu 报道了由外伤导致的游离骨软骨病变,并将其称为 "骨软骨骨折" (osteochondral fracture) [14]。1980 年 Cannale 报告称 "剥脱性骨软骨炎" 和 "骨软骨骨折" 在形态学和临床上都没有差异,并将两者总结为 "骨软骨损伤" (osteochondral lesions , OCL) [15]。但是现在,一般都把 OCD 和 OCL 无差别地使用,因此骨软骨损伤的专业用词仍然很混乱 (terminological chaos)。

表示踝关节的关节软骨损伤时一般使用 OCL,尤其是距骨滑车的病变被称为 osteochondral lesions of the talus (OLT)。

踝关节关节软骨的特性 : 不发生老化的关节软骨

膝关节的接触面积约为 1 120mm^2,而踝关节的接触面积约为 350mm^2,后者不及前者的 1/3。所以踝关节在行走时受到的更大的压力[16]。可能是受此影响,踝关节的关节软骨的性状与其他关节不同。首先,膝关节的关节软骨厚度为 1.69~2.55mm,而踝关节的关节软骨厚度为 1.0~1.62mm,较膝关节薄[17]。但是踝关节的软骨细胞数量比膝关节多,含有的胶原蛋白和蛋白聚糖也更多[18,19]。关节适应性与关节软骨的厚度成反比,关节软骨最厚的膝关节适应性较差,而关节软骨薄的踝关节适合性却更好[20]。其次,踝关节的关节软骨刚性更强,对机械压力的抵抗性更高[21]。另外,在软骨代谢方面,踝关节的软骨细胞中不存在膝关节的软骨细胞中具有的减少多糖作用的基质金属蛋白酶 -8 mRNA[18]。再者,抑制蛋白聚糖产生的白细胞介素 -1 受体大量存在于膝关节的软骨细胞中,而踝关节的软骨细胞中几乎不存在[20]。此外,随着年龄的增加,膝关节软骨的张力减少和厚度也变薄。而踝关节的关节软骨几乎不会出现随着年龄的增加而发生的退化,被认为是不老化的关节软骨[22-23]。

OLT 的病因 : 与踝关节外侧韧带损伤有关

OLT 的病因主要是外伤。在踝关节扭伤后遗留疼痛的病例中,约 40%~54% 是由 OLT 引起[24,25]。在踝关节骨折患者中,约 70% 合并 OLT[26]。在伤后 4 周的亚急性踝关节外侧韧带损伤中,约 20% 合并 OLT;而在陈旧性踝关节外侧韧带损伤中,50% 以上合并 OLT。由迁延的踝关节外侧不稳定而反复发生的关节面微损伤与 OLT 的发病有密切的关系[26]。因此,在合并踝关节外侧不稳定性的病例中,为了防止再次发生 OLT,应该同时进行韧带的修复或重建术。

OLT 的治疗方法 : 各种治疗方法的优缺点

国际上对于 OLT 的治疗方法包括 : 关节清理术,骨髓刺激术 (经内踝钻孔、微骨折术、逆行钻孔),骨软骨片固定术,自体松质骨移植术,自体骨软骨移植术,异体骨软骨移植术,自体培养软骨细胞移植术［autologous chondrocytes implantation（ACI）；matrix-induced autologous chondrocytes implantation（MACI）］，异体青少年软骨移植术（juvenile cartilage allograft），假体植入（Hemi-cap、Hydrogel 等），干细胞治疗，生物治疗［富血小板血浆、自体蛋白溶液、骨髓浓缩物（concentrated bone marrow aspirate，CBMA）］等。目前在日本可以实施的治疗方法包括：关节清理术、骨髓刺激术、骨软骨片固定术、自体松质骨移植术、自体骨软骨移植术、干细胞治疗和生物治疗。下面就各个治疗方法的概况和问题点具体阐述。

（1）关节清理术

关节清理术是清除导致症状的不稳定的骨软骨片或软骨片，并将病灶部刮除的术式。对于运动员来说，可使其早日回归赛场。但因为不是根治性的治疗，残留的软骨缺损病灶有加重并远期发展成为骨性关节炎的风险[27]。

（2）骨髓刺激术

骨髓刺激术包括经内踝钻孔术、微骨折术和逆行钻孔术等方法。在这些方法中，经内踝钻孔术由于经常发生内踝钻孔处的继发性损伤，近年来有减少应用的倾向。

1）微骨折术

微骨折术是在关节镜下实施的微创操作，整体来说临床效果很好，所以是目前最为广泛应用的骨髓刺激术。对于术前 CT 评价中病变面积小于 $100mm^2$，且不具有大的软骨下骨囊肿的病例被认为是最合适的适应证[11,28]。另一方面，微骨折术是实现纤维软骨愈合的非解剖学修复术，且有术后软骨下骨塌陷的并发症，导致一部分病例没有实现良好的治疗效果[29]。

2）逆行钻孔术

逆行钻孔术是不贯穿软骨下骨的钻孔方法，对软骨下骨影响较小，有避免软骨下骨塌陷的优点[30]。但其适应证仅限于病变部的关节软骨稳定且状态良好的病例[7]。

（3）骨软骨片固定术

损伤区清理后，对骨软骨片进行复位并固定的骨软骨片固定术是实现透明软骨愈合的解剖学修复[31,32]，相比骨髓刺激术具有更好的治疗效果[32]。但该方法的适应证有限，需要骨软骨片中残留有良好的关节软骨和足量健康的软骨下骨[8]，否则该方法的关节软骨的退变发生率相对较高[33,34]。OLT 位于距骨滑车前方时，可以在关节镜下进行本手术。如果病变在后方，则需要内踝截骨。

（4）自体松质骨移植术

关节软骨的营养供给有两条途径：通过关节内的滑液渗入以及从软骨下骨的血液供给[1]。有研究发现如果软骨下骨的血液供给中断，关节软骨会发生严重的变性[35]，所以损伤的软骨下骨是需要修复的。自体松质骨移植是软骨下骨的修复术方法之一，包括从距骨滑车入路的顺行松质骨移植术和从对侧关节外入路的逆行松质骨移植术[34]。在本中心，作者采用逆行自体松质骨移植术[36]，即使是进展期的病例，也能实现 80% 的优良治疗效果。另外，因为是实现纤维软骨愈合的修复术，本术式有远期发生关节软骨退变的风险。

（5）自体骨软骨移植术

自体骨软骨移植术是将踝关节内踝截骨，暴露距骨滑车的病变部位，去除病灶后，移植从同一侧膝关节采集的骨软骨柱的术式。该方法具有关节软骨和软骨下骨一起重建的优点[37]，但内踝截骨引起并发症的发生率很高[33,34]，而且也有一定比例的供区并发症，如膝关节疼痛和肿胀等[38,39]。此外，如前所述，膝关节和踝关节的关节软骨的性状不同[16-23]，关于移植膝关节软骨的利弊还没有得出确切的结论。

（6）干细胞治疗

干细胞治疗是应用间充质干细胞再生关节软骨的修复方法。在 OLT 治疗中，骨髓间充质干细胞被广泛地使用。但同时，有文献报道同等量的脂肪组织比骨髓组织能采集更多的干细胞数量[40]。另外在脂肪组织中，使组织再生的血管内皮生长因子（vascular endothelial growth factor，VEGF）等生长因子的表达也要更多[41]。但是脂肪组织的采集伴随着损伤，治疗效果的相关高级别研究证据很少[42]。另外，有报道移植的间充质干细胞向软骨细胞的分化能力低[43]，可能是受到单核细胞吞噬的免疫调节作用的影响[44]。还有研究认为干细胞不是直接分化成软骨细胞[45]，而是起到了辅助周围环境促进关节软骨再生的作用[46,47]。

（7）生物治疗

2013 年第二届 ICCRA 会议在东京召开，该届大会的主题之一是关于 OLT 的富血小板血浆治疗（platelet rich plasma，PRP）。但遗憾的是，当时 PRP 治疗方法在日本还没有被批准使用，所以日本的医生还不能参与 PRP 治疗的讨论。对于这一情况，作者是抱有危机感的。之后，安井洋一和下园由泰两位日本医生前往纽约大学医院留学，跟随在 PRP 的基础研究领域中具有国际权威性地位的 Kennedy 教授和 Lisa Fortier 教授（康奈尔大学）学习。可喜的是他们收获了国际上最顶尖的研究成果，并持续向日本提供 PRP 治疗的最前沿的技术。2014 年日本的 PRP 治疗被纳入《关于再生医疗安全确保法案》的规定框架内。本中心在 2018 年获批开始了 OLT 的 PRP 治疗。

PRP 促进关节软骨再生的治疗效果，不仅在基础研究[48]，而且在临床中也得到了大量验证[49-51]。PRP 不仅包括血小板，还包括白细胞和各种细胞因子。另一方面，即使是同一患者，也会根据身体状态和生成设备的不同而变化[52]。本中心在 2018 年 2 月至 5 月期间单独使用 PRP 治疗了 8 例 OLT，根据患者主观临床得分（SAFE-Q）[53]得出结果如下：3 例（37.5%）取得明显治疗效果，2 例（12.5%）为一般，3 例（37.5%）为无效（**图 8-2**）。这种治疗效果的不稳定性被认为是由于 PRP 的组成不恒定引起的。

第二代 PRP——自体蛋白溶液（autologous protein solution，APS）是通过将 PRP 进一步离心处理而产生的。由于 APS 含有比 PRP 更多的生长因子[54]，并且含有大量 PRP 中

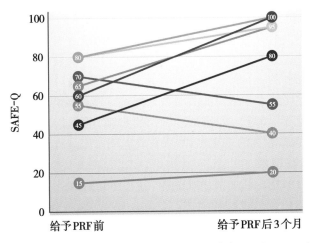

图 8-2 PRP 治疗 OLT 术前与术后患者主观临床得分（SAFE-Q）的统计图表

几乎不包含的具有抗炎症作用的细胞因子[54,55]，因此可以期待更稳定的治疗效果。PRP 和 APS 均未被纳入日本的基本医疗保险，所以患者的经济负担较大，能够使用的病例有限。

CARIFAS 足踝外科中心的治疗方案

本中心采取前述的单独或联合的治疗方法对 OLT 进行治疗，参考指标包括：①病变关节软骨的性状，②骨软骨片的稳定性，③病变的位置，④病变的面积，⑤有无直径超过 5mm 的软骨下骨囊肿。以下是各种治疗方法的具体病例和详细步骤。

1. 逆行钻孔术

如前所述，目前很难将病变的关节软骨恢复成为正常的透明软骨。因此，如果在关节镜检中发现病变区的关节软骨是正常的，则尽可能选择保留软骨的式术。对于术前 MRI 和关节镜检中都确定骨软骨片是稳定的病例，采取逆行钻孔术。

> **病史**

女孩，11 岁。8 岁时扭伤右踝关节，之后出现多次复发性扭伤。3 个月前右踝关节运动时开始出现疼痛，到本中心就诊。

> **体格检查**

跖屈位右踝关节内侧间隙压痛，右踝关节前抽屉试验阳性。

> **影像学检查**

在踝关节 X 线正位片中，可以看到距骨滑车内侧关节面不平整（图 8-3a 箭头），MRI T2 像在同部位周围发现广泛的高信号区（图 8-3b 箭头）。

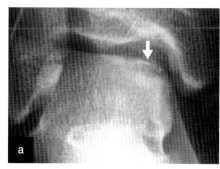
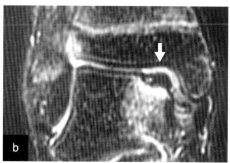

图 8-3　a. 踝关节 X 线正位片。b. 踝关节 MRI T2 像。箭头为 OLT 病变部位

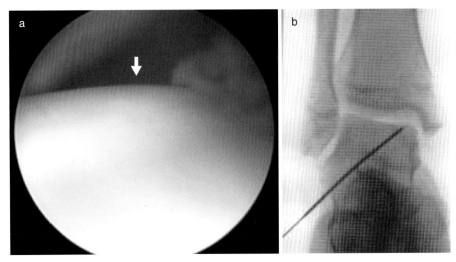

图 8-4 a. 镜下 OLT 病变区表面的正常关节软骨，箭头为 OLT 病变区域。b. 透视下逆行性钻孔

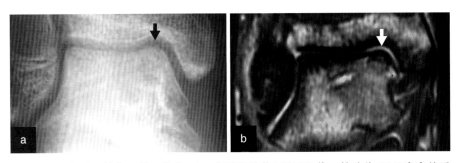

图 8-5 a. 术后踝关节 X 线正位片。b. 术后踝关节 MRI T2 像。箭头为 OLT 病变的手术部位

手术详解

踝关节镜检发现位于距骨滑车后部的病变部位的关节面软化，但关节软骨的表面平滑且有光泽，保持着与周围关节软骨的连续性（**图 8-4a 箭头**）。另外，距腓前韧带的腓骨附着点连续性丧失，但韧带纤维仍保持有连续性。

对于本例 OLT，在 C 臂 X 线透视下，使用直径 2.0mm 的克氏针进行了逆行钻孔术（**图 8-4b**）。对于外侧韧带损伤，实施了关节镜下韧带修复术。（细节参照第 1 章踝关节外侧韧带损伤的镜下微创治疗）

术后

术后无外固定进行非负重行走。术第 2 天开始足踝部位主动活动。术后第 3 周开始完全负重行走，术后第 6 周开始慢跑，术后第 12 周如无症状恢复体育运动。

术后第 12 周的踝关节 X 线正位片可见距骨滑车内侧角的不规则病灶有所改善（**图 8-5a 箭头**），MRI T2 像的高信号区也消失了（**图 8-5b 箭头**）。

2. 镜下骨软骨片固定术

关节镜检发现病变部的关节软骨正常,但术前 MRI 和术中关节镜检发现骨软骨片不稳定,且病变部位于距骨滑车前方时,采取镜下骨软骨片固定术。

病史

男性,17 岁,高中棒球队队员。4 个月前比赛中受伤,出现左踝关节肿胀和疼痛。1 周静养后,肿胀减轻,患者再次恢复了体育活动。因左踝关节运动时出现持续疼痛,到本中心就诊。

体格检查

左踝关节肿胀,跖屈时可发现踝关节外侧间隙的摩擦音。未发现踝关节不稳定的临床表现。

影像学检查

在踝关节 X 线正位片(**图 8-6a**)和 MRI 冠状面(**图 8-6b**)以及水平面影像(**图 8-6c**)中,可见位于距骨滑车前外侧有翻转的骨软骨片(**图 8-6 箭头**)。

手术详解

术中关节镜检显示,骨软骨片的软骨表面光滑且有光泽,有进行内固定所需的足够量的健康骨组织(**图 8-7a 箭头**)。对距骨损伤处进行清理,使之新鲜化(**图 8-7b**)。骨软骨片复位后,用 2 根直径 2mm 的克氏针临时固定(**图 8-7c**)。

在胫骨远端前内侧的皮肤上行约 2cm 的纵向切口,逐层分离至骨面后,取下 5mm × 10mm 的皮质骨条(**图 8-8a**),制作两个宽 2mm、长 10mm 的骨钉(**图 8-8b**)。依次拔出临时固定的克氏针,在骨孔里置入骨钉(**图 8-8c**),将骨软骨片固定在距骨上(**图 8-8d 箭头**)。

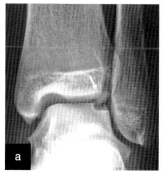 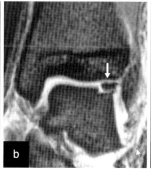 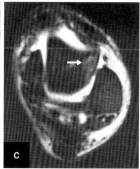

图 8-6　a. 踝关节 X 线正位片。b. 踝关节 MRI 冠状面影像。c. MRI 踝关节水平面影像。箭头为骨软骨片

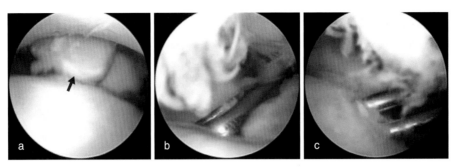

图 8-7 a. 镜下骨软骨片，箭头为骨软骨片的软骨。b. 距骨损伤处新鲜化。c. 克氏针临时固定

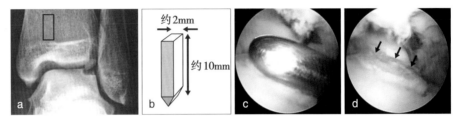

图 8-8 a. 胫骨取骨。b. 制作 2mm 骨钉。c. 打入骨钉。d. 固定骨软骨片

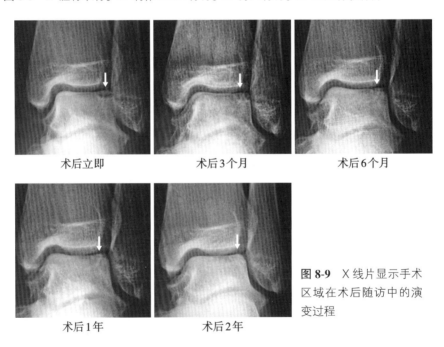

术后立即 术后 3 个月 术后 6 个月

图 8-9 X 线片显示手术区域在术后随访中的演变过程

术后 1 年 术后 2 年

术后

　　术后无外固定进行非负重行走。术第 2 天开始足踝部位的主动活动。术后第 3 周开始部分负重行走，术后第 6 周开始完全负重行走，术后第 8 周开始慢跑，术后第 12 周如无症状恢复体育运动。

　　图 8-9 的 X 线片显示手术区域在术后随访中的演变过程。术后即刻观察到的骨透亮区，随着时间逐渐改善，术后 2 年恢复到基本正常。

3. 微骨折术和 PRP 的联合治疗

微骨折的手术指征包括：病变位于距骨滑车后方；病变的关节软骨变性；骨软骨片不稳定；术前 CT 测量病变的直径为 10mm 以下。符合以上条件的 OLT 需要采取关节清理和微骨折术治疗，直径超过 10mm 的 OLT 还要联合 PRP 或 APS 治疗。

◀ **病史** ▶

女性，23 岁，职业足球运动员。小学 1 年级开始足球运动，高中 1 年级时左踝关节扭伤，之后一年内反复出现几次扭伤。3 年前左踝关节运动时开始出现疼痛。1 年前出现疼痛加重，队医诊断为距骨骨软骨损伤，经介绍到本中心就诊。

◀ **体格检查** ▶

左踝关节未见肿胀或发热，距骨内侧角压痛。前抽屉试验阳性，伴随关节内摩擦音。

◀ **影像学检查** ▶

在踝关节 X 线正位片中可见位于距骨滑车内侧角处有放射性透光区（**图 8-10a** 箭头），侧位像在胫骨前缘可见骨赘形成（**图 8-10b***）。MRI T2 冠状面影像在距骨滑车内侧

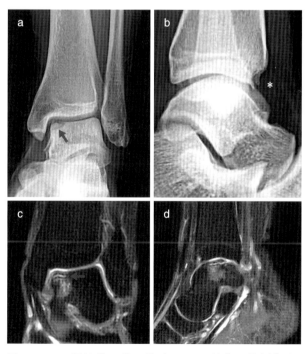

图 8-10　a. 踝关节 X 线正位片。b. 踝关节 X 线侧位片。c. 踝关节 MRI 冠状面影像。d. 踝关节 MRI 矢状面影像。箭头为 OLT。* 为胫骨前缘骨赘

（**图 8-10c 箭头**），矢状面影像在距骨滑车的中部（**图 8-10d 箭头**）发现了直径为 12mm 的高信号区。应力超声检查可见距腓前韧带腓骨止点断裂，但韧带纤维仍保留着。

手术详解

以前内中（medial midline，MM）入路作为观察入路，前外侧（antero lateral，AL）入路作为工作入路，用直径为 3.5mm 的刨刀刨除胫骨前缘增生的滑膜，显露骨赘（**图 8-11a**），使用直径 4.0mm 的磨头磨除骨赘（**图 8-11b**）。

镜下发现位于距骨滑车后内侧的不稳定的骨软骨片，观察到变性软化的关节软骨和灰白色脆弱的软骨下骨（**图 8-12a**）。用刮勺刮除不稳定的损伤软骨后（**图 8-12b**），使用微骨折锥间隔 5mm 穿 4 个孔（**图 8-12c**）。

对于外侧韧带损伤，实施了关节镜下韧带修复术。（细节参照第 1 章踝关节外侧韧带损伤的镜下微创治疗）

上述操作结束后，进行关节内 PRP 注射。

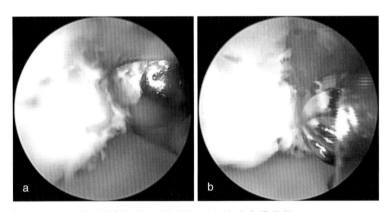

图 8-11 a. 刨刀刨除滑膜，显露骨赘。b. 磨头磨除骨赘

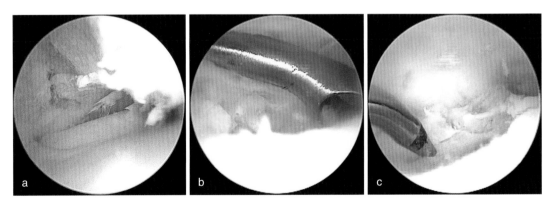

图 8-12 a. 镜下不稳定的骨软骨片。b. 清理损伤的软骨。c. 微骨折

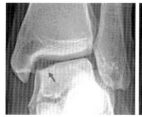 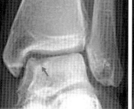 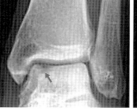 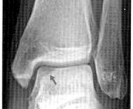

术后即刻　　　　　　　术后3周　　　　　　　术后6周　　　　　　　术后12周

图 8-13　术后手术区域在 X 线随访中的演变过程。箭头为 OLT 病变的手术部位

术后

术后无外固定进行非负重行走。术后第 2 天开始踝关节主动运动。术后第 3 周开始部分负重行走,术后第 6 周开始完全负重行走,术后第 12 周开始慢跑,术后第 4 个月后开始足球训练,术后第 6 个月恢复比赛,没有出现症状。

术后手术区域在 X 线随访中的演变过程(**图 8-13**)。观察到距骨滑车内侧上角的骨缺损逐渐修复,术后第 12 周基本恢复正常(**图 8-13 箭头**)。

4. 逆行自体松质骨移植术和 PRP 的联合治疗

逆行自体松质骨移植术的指征包括:具有广泛软骨下骨病变;合并直径超过 5mm 的软骨下骨囊肿;微骨折术后效果不良的病例。

病史

男性,24 岁,右侧 OLT。2 年前在外院接受了骨软骨片固定术,由于运动时的右踝关节持续疼痛,到本中心就诊。

体格检查

左踝关节没有肿胀或皮温增高,跖屈位时在距骨内侧角有压痛。踝关节在屈伸活动时出现关节内异响。

影像学和关节镜下检查

踝关节的 X 线正位片(**图 8-14a**)和侧位片(**图 8-14b**)可见在距骨滑车后内侧有游离的骨片(**图 8-14a,b 箭头**)。在关节镜检下,于距骨滑车后内侧发现了不稳定的表面关节软骨高度变性的骨软骨片(**图 8-14c***)。

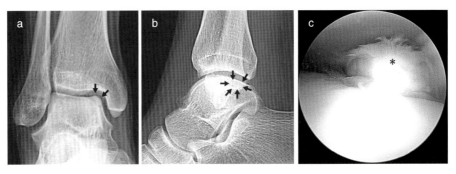

图 8-14　a. 踝关节 X 线正位片。b. 踝关节 X 线侧位片。c. 关节镜下的骨软骨片。箭头为游离骨片。＊为镜下不稳定的的骨软骨片

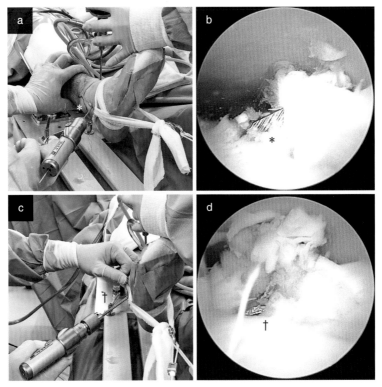

图 8-15　a. 导针逆行穿刺。b. 镜下确认穿刺位置。c. 空心钻扩孔。d. 镜下确认空心钻位置。＊为导针。†为 6.5mm 空心钻

◀ 手术详解

以前内中入路（MM）作为观察入路，前外侧（AL）入路和前外侧附加（AAL）入路作为工作入路。清除骨软骨片后，从 AAL 入路插入导针，从 ATFL 距骨附着点以远约 5mm 处，透视下逆行穿刺到距骨滑车内的病变部位（**图 8-15a＊**），在关节镜下确认克氏针尖到达病变部（**图 8-15b＊**），同时不要损伤胫骨远端关节面的关节软骨。在关节镜下沿导针扩孔至 6.5mm（**图 8-15c，d†**），修整孔道内壁。

在同侧髂结节切开皮肤约 2cm, 显露骨面后, 使用马赛克植骨专用的 DP 6.5mm 系统的取骨器 (**图** 8-16a*) 钻取约 15mm 长的松质骨柱 (**图** 8-16b)。

从 AAL 入路将采集到的松质骨柱植入骨孔内, 将松质骨柱打进至比周围关节面突出约 2mm 后 (**图** 8-17a, b*), 使用上弯的咬钳修整至与周围软骨下骨相同的深度 (**图** 8-17c, d†)。

上述操作结束后, 进行关节内 PRP 注射。

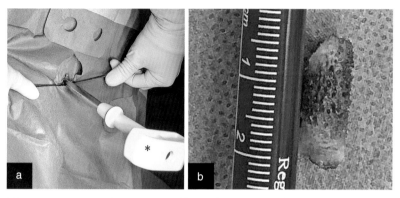

图 8-16 a. 取骨器髂骨取骨。b. 钻取的松质骨柱。* 为取骨器

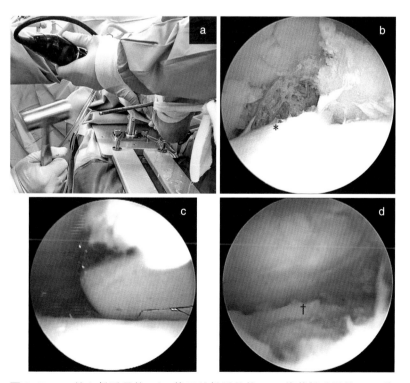

图 8-17 a. 植入松质骨柱。b. 镜下的松质骨柱。c. 修整松质骨柱。d. 修整后的松质骨柱。* 为移植的松质骨柱近端。† 为修整后的松质骨柱近端

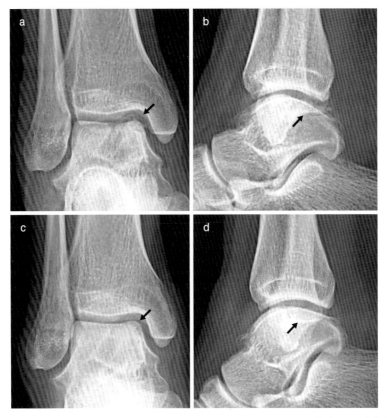

图 8-18 手术区域在术后 X 线随访中的演变过程。箭头为 OLT 病变的手术部位

术后

术后无外固定进行非负重行走。术第 2 天开始踝关节主动活动。术后第 3 周开始部分负重行走，术后第 6 周开始完全负重行走，术后第 12 周开始慢跑，术后第 6 个月如无症状恢复体育活动。

术后即刻的 X 线片上可以观察到距骨滑车内上角的不平整影像（**图 8-18a，图 8-18b** 箭头），术后第 12 周基本恢复正常（**图 8-18c，d 箭头**）。

总体来说，上述病例的治疗结果是良好的。OLT 的治疗对于足踝外科医生来说仍然是难题，任何治疗方法都有一定比例的效果不佳的病例。治疗原则也不是绝对的，而是要根据患者不同的具体情况和治疗预期而变化。

参考文献

1）Hunter W.：On the structure and disease of articular cartilages. Phil Trans Roy Soc London. **42**：514-522, 1743.

2）van Dijk PAD, et al.：Post-treatment Follow-up, Imaging, and Outcome Scores：Proceedings of the International Consensus Meeting on Cartilage Repair of the Ankle. Foot Ankle Int. **39**（1_suppl）：68S-73S, 2018.

3）Mittwede PN, et al.：Revision and Salvage Management：Proceedings of the International Consensus Meeting on Cartilage Repair of the Ankle. Foot Ankle Int. **39**（1_suppl）：54S-60S, 2018.

4）Dombrowski ME, et al.：Conservative Management and Biological Treatment Strategies：Proceedings of the International Consensus Meeting on Cartilage Repair of the Ankle. Foot Ankle Int. **39**（1_suppl）：9S-15S, 2018.

5）D'Hooghe P, et al.：Rehabilitation and Return to Sports：Proceedings of the International Consensus Meeting on Cartilage Repair of the Ankle. Foot Ankle Int. **39**（1_suppl）：61S-67S, 2018.

6）Rothrauff BB, et al.：Scaffold-Based Therapies：Proceedings of the International Consensus Meeting on Cartilage Repair of the Ankle. Foot Ankle Int. **39**（1_suppl）：41S-47S, 2018.

7）Shimozono Y, et al.：Subchondral Pathology：Proceedings of the International Consensus Meeting on Cartilage Repair of the Ankle. Foot Ankle Int. **39**（1_suppl）：48S-53S, 2018.

8）Reilingh ML, et al.：Fixation Techniques：Proceedings of the International Consensus Meeting on Cartilage Repair of the Ankle. Foot Ankle Int. **39**（1_suppl）：23S-27S, 2018.

9）Hurley ET, et al.：Osteochondral Autograft：Proceedings of the International Consensus Meeting on Cartilage Repair of the Ankle. Foot Ankle Int. **39**（1_suppl）：28S-34S, 2018.

10）Smyth NA, et al.：Osteochondral Allograft：Proceedings of the International Consensus Meeting on Cartilage Repair of the Ankle. Foot Ankle Int. **39**（1_suppl）：35S-40S, 2018.

11）Hannon CP, et al.：Debridement, Curettage, and Bone Marrow Stimulation：Proceedings of the International Consensus Meeting on Cartilage Repair of the Ankle. Foot Ankle Int. **39**（1_suppl）：16S-22S, 2018.

12）van Bergen CJA, et al.：Diagnosis：History, Physical Examination, Imaging, and Arthroscopy：Proceedings of the International Consensus Meeting on Cartilage Repair of the Ankle. Foot Ankle Int. **39**（1_suppl）：3S-8S, 2018.

13）König F.：Uber Freie Korper in den Gelenk. Deut Z Chir. **27**：90-109, 1888.

14）Rendu A.：Fracture intra-articulaire parcellaire de la poulie astraglienne. Lyon Med. **150**：220-222, 1932.

15）Canale ST, et al.：Osteochondral lesions of the talus. J Bone Joint Surg 1980；**62A**：97-102.

16）Buckwalter JA, et al.：Ankle osteoarthritis：Distinct characteristics. Instr Course Lect. **48**：233-241, 1999.

17）Shepherd DET, et al.：Thickness of human articular cartilage in joint of the lower limb. Ann Rheum Dis. **58**：27-34, 1999.

18）Huch K.：Knee and ankle：human joints with different susceptibility to osteoarthritis reveal different cartilage cellularity and matrix synthesis in vivo. Arch Orthop Trauma Surg. **121**：301-306, 2001.

19）Athanasiou KA, et al.：Biomechanical topography of human ankle cartilage. Ann Biomed Eng. **23**：697-704, 1995.

20）Simon W, et al.：Joint congruence. A correlation of joint congruence and thickness of articular cartilage in dogs. J Bone Joint Surg［Am］. **55**：1614-1620, 1973.

21）Swann AC, et al.：The stiffness of normal articular cartilage and the predominant acting stress levels：implications for the aetiology of osteoarthrosis. Br J Rheumatol. **32**：16-25, 1993.

22）Kempson GE.：Relationship between the tensile properties of articular cartilage from the human knee and age. Ann Rheum Dis. **41**：508-511, 1982.

23）Kempson GE.：Age-related changes in the tensile properties of human articular cartilage：a comparative study between the femoral head of the hip joint and the talus of the ankle joint. Biochim Biophys Acta. **1075**：223-230, 1991.

24）Takao M, et al.：Arthroscopic assessment for intra-articular disorders in residual ankle disability after sprain. Am J Sports Med **33**：686-692, 2005.

25）Schafer D, et al.：Arthroscopic assessment of the unstable ankle joint. Knee Surg Sports Traumatol Arthrosc **4**：48-52, 1996.

26）Takao M, et al.：Osteochondral lesions of the talar dome associated with trauma. Arthroscopy **19**：1061-1067, 2003.

27）van Dijk CN, et al.：Osteochondral defects in the ankle：why painful? Knee Surg Sports Traumatol Arthrosc. **18**：570-580, 2010.

28）Ramponi L, et al.：Lesion Size Is a Predictor of Clinical Outcomes After Bone Marrow Stimulation for Osteochondral Lesions of the Talus：A Systematic Review. Am J Sports Med. **45**：1698-1705, 2017.

29）Shimozono Y, et al.：Subchondral Bone Degradation After Microfracture for Osteochondral Lesions of the Talus：An MRI Analysis. Am J Sports Med. **46**：642-648, 2018.

30）Kono M, et al.：Retrograde drilling for osteochondral lesions of the talar dome. Am J Sports Med. **34**：1450-1456, 2006.

31）Kumai T, et al.：Fixation of osteochondral lesions of the talus using cortical bone pegs. J Bone Joint Surg Br. **84**：369-374, 2002.

32）Kerkhoffs GM, et al.：Lift, drill, fill and fix（LDFF）：a new arthroscopic treatment for talar osteochondral defects. Knee Surg Sports Traumatol Arthrosc. **24**：1265-1271, 2016.

33）Kim YS, et al.：Factors associated with the clinical outcomes of the osteochondral autograft transfer system in osteochondral lesions of the talus：second-look arthroscopic evaluation. Am J Sports Med. **40**：2709-2719, 2012.

34）Kolker D, et al.：Osteochondral defects of the talus treated with autologous bone grafting. J Bone Joint Surg Br. **86**：521-526, 2004.

35）Malinin T, et al.：Articular cartilage nutrition is mediated by subchondral bone：a long-term autograft study in baboons. Osteoarthritis Cartilage. **8**：483-491, 2000.

36）Takao M, et al.：Retrograde cancellous bone plug transplantation for the treatment of advanced osteochondral lesions with large subchondral lesions of the ankle. Am J Sports Med. **38**：1653-1660, 2010.

37）Hangody L, et al.：Treatment of osteochondritis dissecans of the talus：use of the mosaicplasty technique--a preliminary report. Foot Ankle Int. **18**：628-634, 1997.

38）Paul J, et al.：Donor-site morbidity after osteochondral autologous transplantation for lesions of the talus. J Bone Joint Surg Am. **91**：1683-1688, 2009.

39）Reddy S, et al.：The morbidity associated with osteochondral harvest from asymptomatic knees for the treatment of osteochondral lesions of the talus. Am J Sports Med. **35**：80-85, 2007.

40）Ohgushi H, et al.：Stem cell technology and bioceramics：from cell to gene engineering . J Biomed Mater Res. **48**：913-

927, 1999.

41）Iwashima S, et al.：Novel culture system of mesenchymal stromal cells from human subcutaneous adipose tissue. Stem Cells Dev. **18**：533-543, 2009.

42）Hurley ET, et al.：Limited evidence for adipose-derived stem cell therapy on the treatment of osteoarthritis. Knee Surg Sports Traumatol Arthrosc. **26**：3499-3507, 2018.

43）Sakaguchi Y, et al.：Comparison of human stem cells derived from various mesenchymal tissues：superiority of synovium as a cell source. Arthritis Rheum. **52**：2521-2529, 2005.

44）de Witte SFH, et al.：Immunomodulation By Therapeutic Mesenchymal Stromal Cells（MSC）Is Triggered Through Phagocytosis of MSC By Monocytic Cells. Stem Cells. **36**：602-615, 2018.

45）de Windt TS, et al.：Allogeneic MSCs and Recycled Autologous Chondrons Mixed in a One-Stage Cartilage Cell Transplantion：A First-in-Man Trial in 35 Patients. Stem Cells. **35**：1984-1993, 2017.

46）Caplan AI.：Mesenchymal Stem Cells：Time to Change the Name! Stem Cells Transl Med. **6**：1445-1451, 2017.

47）Caplan AI.：New MSC：MSCs as pericytes are Sentinels and gatekeepers. J Orthop Res. **35**：1151-1159, 2017.

48）Smyth NA, et al.：Platelet-rich plasma in the pathologic processes of cartilage：review of basic science evidence. Arthroscopy. **29**：1399-1409, 2013.

49）Mei-Dan O, et al.：Platelet-rich plasma or hyaluronate in the management of osteochondral lesions of the talus. Am J Sports Med. **40**：534-541, 2012.

50）Guney A, et al.：Clinical outcomes of platelet rich plasma（PRP）as an adjunct to microfracture surgery in osteochondral lesions of the talus. Knee Surg Sports Traumatol Arthrosc. **23**：2384-2389, 2015.

51）Görmeli G, et al.：Clinical Effects of Platelet-Rich Plasma and Hyaluronic Acid as an Additional Therapy for Talar Osteochondral Lesions Treated with Microfracture Surgery：A Prospective Randomized Clinical Trial. Foot Ankle Int. **36**：891-900, 2015.

52）Anz AW, et al.：Exercise-Mobilized Platelet-Rich Plasma：Short-Term Exercise Increases Stem Cell and Platelet Concentrations in Platelet-Rich Plasma. Arthroscopy. **35**：192-200, 2019.

53）Niki H, et al.：Validity and reliability of a self-administered foot evaluation questionnaire（SAFE-Q）. J Orthop Sci. **18**：298-320, 2013.

54）Linardi RL, et al.：The Effect of Autologous Protein Solution on the Inflammatory Cascade in Stimulated Equine Chondrocytes. Front Vet Sci. **6**：64, 2019.

55）Muir SM, et al.：The Concentration of Plasma Provides Additional Bioactive Proteins in Platelet and Autologous Protein Solutions. Am J Sports Med. **47**：1955-1963, 2019.